Maudsley
精神病处方实用指南

The Maudsley
Guidelines on Advanced Prescribing in Psychosis

原　著　Paul Morrison

David M. Taylor

Phillip McGuire

主　译　司天梅

人民卫生出版社

·北京·

图书在版编目（CIP）数据

Maudsley 精神病处方实用指南 /（英）保罗·莫里森
（Paul Morrison）原著；司天梅主译 .—北京：人民
卫生出版社，2022.10 （2025.3重印）
　ISBN 978-7-117-33659-8

Ⅰ. ①M… Ⅱ. ①保… ②司… Ⅲ. ①精神病 – 处方 –
指南 Ⅳ. ①R749.05-62

中国版本图书馆 CIP 数据核字（2022）第 183636 号

人卫智网	www.ipmph.com	医学教育、学术、考试、健康，购书智慧智能综合服务平台
人卫官网	www.pmph.com	人卫官方资讯发布平台

图字：01-2020-2222号

Maudsley 精神病处方实用指南
Maudsley Jingshenbing Chufang Shiyong Zhinan

主　　译：司天梅
出版发行：人民卫生出版社（中继线 010-59780011）
地　　址：北京市朝阳区潘家园南里 19 号
邮　　编：100021
E - mail：pmph @ pmph.com
购书热线：010-59787592　010-59787584　010-65264830
印　　刷：中煤（北京）印务有限公司
经　　销：新华书店
开　　本：787 × 1092　1/16　印张：6
字　　数：146 千字
版　　次：2022 年 10 月第 1 版
印　　次：2025 年 3 月第 3 次印刷
标准书号：ISBN 978-7-117-33659-8
定　　价：60.00 元

打击盗版举报电话：010-59787491　E-mail：WQ @ pmph.com
质量问题联系电话：010-59787234　E-mail：zhiliang @ pmph.com
数字融合服务电话：4001118166　E-mail：zengzhi @ pmph.com

Maudsley
精神病处方实用指南

The Maudsley
Guidelines on Advanced Prescribing in Psychosis

原　　著　Paul Morrison

David M. Taylor

Phillip McGuire

主　　译　司天梅

译者名单（以姓氏笔画为序）

孔庆梅　北京大学第六医院，教授

司天梅　北京大学第六医院，教授

苏允爱　北京大学第六医院，研究员

李继涛　北京大学第六医院，副研究员

翻译秘书　廖雪梅　北京大学第六医院，主治医师

人民卫生出版社

·北　京·

敬告

本书的作者、译者及出版者已尽力使书中的知识符合出版当时国内普遍接受的标准。但医学在不断地发展,随着科学研究的不断探索,各种诊断分析程序和临床治疗方案以及药物使用方法都在不断更新。强烈建议读者在使用本书涉及的诊疗仪器或药物时,认真研读使用说明,尤其对于新的产品更应如此。出版者拒绝对因参照本书任何内容而直接或间接导致的事故与损失负责。

需要特别声明的是,本书中提及的一些产品名称(包括注册的专利产品)仅仅是叙述的需要,并不代表作者推荐或倾向于使用这些产品;而对于那些未提及的产品,也仅仅是因为限于篇幅不能一一列举。

本着忠实于原著的精神,译者在翻译时尽量不对原著内容做删节。然而由于著者所在国与我国的国情不同,因此一些问题的处理原则与方法,尤其是涉及宗教信仰、民族政策、伦理道德或法律法规时,仅供读者了解,不能作为法律依据。读者在遇到实际问题时应根据国内相关法律法规和医疗标准进行适当处理。

前　言

制订处方指南的前提是,所有具有特定诊断的个体都患有相同的疾病,并且具有共同的潜在机制。在普通内科中,这是理所当然的,甚至不是问题。而对于精神病的治疗,事情就并非那么简单了。与普通内科疾病相比,以一成不变的方法治疗精神病是不可行的。

精神病可发生在各种不同的精神科疾病中,包括精神分裂症、双相情感障碍、抑郁症和强迫症等。精神病性体验可发生在正常人身上,但也可能是严重器质性疾病的标志,例如针对脑组织中特定离子通道的抗体。在本书中,我们强调精神病的治疗必须针对患者的需求而量身定制。

尽管精神病的分类仍然存在问题,药物治疗却并非如此。从20世纪50年代初期开始,在20年左右的时间里,出现了真正有效的治疗精神科综合征的药物,首次使得改善(而不仅仅是镇静)躁狂、思维障碍、妄想、幻觉、自我界限瓦解等症状成为可能。而且几年以后人们发现,维持治疗可以预防精神病复发,不需要再次住院治疗。

目前,有多种精神药物可供患者选择,这些药物各不相同。我们选择药物的策略通常是对比每种药物的优劣。理想的情况是,医生和患者能够权衡每种药物的治疗效果和成本,共同制订治疗方案。

根据药物治疗的目的,我们将急性期与维持期区分开来。在急性期,症状缓解是首要任务。在维持期,其目的是避免复发,因为复发除了给患者带来更多痛苦之外,还预示着功能结局不良。如果不使用药物维持治疗,约80%~90%的双相情感障碍或精神分裂症患者会复发。使用药物维持治疗的话,复发风险则降低到5%~40%。与急性期相比,维持期进行真正的合作更具有可行性,这在双相情感障碍中尤为明显。

本书有相应的章节介绍广泛使用的抗精神病药(特别是抗精神病作用最强的药物氯氮平)的常见不良反应。目的是为医生、关怀协调员、患者及其家人提供随手可查的资料。我们对每种不良反应发生的分子机制进行了简要说明,以帮助他们理解和参与决策制订。宗旨是为患者提供准确的数据,以便他们能够自己做出明智的医疗决策。

本书最后两章将重点从个体转移到群体和治疗体系。任务是通过资源配置达到以最小成本获得最佳收益。我们介绍了基于价值的医疗保健原则,并强调了医疗保健系统中的工程原理。这两方面的进展有望使得医疗保健管理具有科学依据。

在选择药物时,手边有基本、准确的数据非常有用,其中涵盖了每种药物的药代动力学、相互作用和需要做的身体健康检查。为此,在本书的结尾,我们提供了包含这些数据的表格,希望能够帮助临床工作繁重的精神科医生和药剂师精确选择药物。

致　谢

感谢下列人员对本书所做的贡献和他们的专业知识：Barbara Arroyo, Edward Chesney, Arsime Demjaha, Paolo Fusar-Poli, Fiona Gaughran, Guy Goodwin, Robert Harland, Eleanor Hinds, Juliet Hurn, Sameer Jauhar, Luke Jelen, Anne Kjerrström, John Lally, James MaCabe, Rachael McGuinness, Robert Miller, Sridhar Natesan, Toby Pillinger, Ros Ramsay, Ashvini Ramoutar, Tim Segal, Matthew Taylor, Allan Young。

缩略语

缩写	英文	中文
AKT	RAC-alpha serine/threonine-protein kinase	RAC-α- 丝氨酸 / 苏氨酸 - 蛋白激酶
BLIP	Brief limited intermittent psychosis	急性自限性间歇性精神病
CGI	Clinical global impression	临床总体印象
CMHT	Community mental health team	社区精神卫生小组
CNS	Central nervous system	中枢神经系统
CBD	Cannabidiol	大麻二酚
CBT	Cognitive behavioural therapy	认知行为疗法
CRT	Cognitive remediation therapy	认知修复疗法
DKA	Diabetic ketoacidosis	糖尿病酮症酸中毒
ECT	Electroconvulsive therapy	电休克疗法
EI	Early intervention	早期干预
EPSEs	Extrapyramidal side-effects	锥体外系不良反应
GABA	γ-aminobutyric acid	γ- 氨基丁酸
GAF	Global assessment of functioning	功能性全面评估
GLP-1	Glucagon-like peptide-1	胰高血糖素样肽 -1
GSK3β	Glycogen synthase kinase 3β	糖原合酶激酶 -3β
hERG	Human-ether-a-go-go-related gene	人源化基因
HDAC	Histone deacetylase	组蛋白去乙酰化酶
HTT	Home treatment team	家庭治疗小组
ICD10	International statistical classification of diseases 10th Edition	国际疾病分类第十版
IM	Intramuscular	肌内注射
LSD	Lysergic acid diethylamide	麦角酰二乙胺
NMDA	N-methyl-D-aspartate	N- 甲基 -D- 天冬氨酸
NICE	National institute of Clinical Excellence	英国卫生和临床优化研究所

续表

缩写	英文	中文
OCD	Obsessive compulsive disorder	强迫症
RCT	Randomised controlled trial	随机对照试验
SLAM	South London & Maudsley NHS Foundation Trust	伦敦南部和毛兹利国家医疗服务基金会
SSRI	Selective serotonin reuptake inhibitor	选择性 5- 羟色胺再摄取抑制剂
TD	Tardive dyskinesia	迟发性运动障碍
THC	delta-9-tetrahydrocannabinol	δ-9- 四氢大麻酚
UDS	Urine drug screen	尿液毒品筛查

目　录

第1章

精神病性障碍

1.1 什么是精神病性障碍?

精神病学的诸多术语及其定义总是让人纠结。对于精神病到底是什么,如果征求现代多学科团队的意见,可能会有一系列的观点[1]。然而,很少有人会反对现象学的观点——它抓住了精神病的危险性和严重性。因为精神病影响着人脑最高层次和最个性化的能力。

简言之,精神病描述的是知觉、思维、信仰或自我的紊乱,在这种紊乱中,患者对现实生活的体验出现根本性的转变。这种转变对于偏执性精神病来说是可怕的,而对于躁狂来说则是惊心动魄的。精神病可能来得快走得也快,也可能在头脑中扎根数月。有些患者通过脱离社会来寻求安全,而另一些患者则由于兴奋、激动、怪异或紧张的行为而引起人们对其精神状态的注意。

1.2 自知力缺失

精神病最常见的特征,并不是人们通常认为的幻觉、妄想、思维障碍、偏执或多疑等表现,而是自知力缺失[2]。自知力缺失指患者认识不到其新的现实是虚假的,自己的精神状态是异常的[3]。对一些人来说,"自知力缺失"一词在精神病学中代表着力量的失衡。

不管术语如何,自知力缺失使许多精神病患者的治疗特别具有挑战性。如果他们认为自己的体验是真实的,而不是精神疾病的表现,那么他们又怎么会接受治疗,更不用说与精神卫生专业人员打交道了。

1.3 精神病的原因

精神状态与身体状况相关。对一些患者来说,身体功能紊乱是他们精神病的直接原因。这些原因包括内分泌疾病(如甲状腺疾病)、代谢性疾病(如卟啉病)、自身免疫性疾病[如 NMDA(N-甲基-D-天冬氨酸)受体脑炎]、感染(如单纯疱疹性脑炎)、癫痫(如颞叶癫痫)、营养不良(如维生素 B_{12} 缺乏症)、基底节病变(如 Wilson 病)、药物(如阿昔洛韦)、痴呆(如阿尔茨海默病)以及最常见的精神活性药物[4]。

下列精神活性药物在一次给药后可诱发急性精神病发作:$5-HT_{2A}$ 受体激动剂[如麦角酰二乙胺(LSD)]、谷氨酸 NMDA 通道阻滞剂(如氯胺酮)、大麻素 CB_1 受体激动剂[如 δ-9-

四氢大麻酚(THC)][5]。

　　反复大量使用兴奋剂(如甲基苯丙胺)会影响多巴胺信号传导,因而诱发典型的偏执性精神病[5,6]。

　　精神病可发生在下列综合征中:精神分裂症、妄想性障碍、双相情感障碍、产后精神病、分裂情感障碍和抑郁症,甚至还可见于严重的强迫症。除了这些综合征以外,还有短暂的、急性的、充分发展的精神病,这类精神病甚至在没有抗精神病药的时代,也往往表现为自知力完全恢复,且现实体验也恢复到病前[7,8]。

　　假性幻听和"偏执狂"可能会发生在容易情绪不稳的人身上,但其自知力保留,而且在早期被虐待的情况下,这类人有明显的故意自我伤害,这种表现不似精神病性障碍[9~11]。事实上,包括幻听和偏执在内的类似精神病的表现在普通人群中也存在,但这种体验并没有压倒自我以至于现实生活未发生根本性转变,不应该被过度解释为精神疾病的标志[12~14]。

　　Robin Murray 和 Jim van Os 曾经说过:"如果用精神病阳性症状作为区分标准,那么正常精神状态、普通精神障碍和精神分裂症之间的界限就会变得模糊"[15]。

　　做出准确的诊断有时不太可能,但是在某些情况下至关重要。例如,NMDA 受体抗体引起的精神病需要紧急的免疫治疗[16]。在这种情况下,抗精神病药和心理治疗毫无价值,甚至延误治疗。

　　考虑到精神病的病因多种多样,在采取药物治疗或心理治疗之前,需要对患者进行专业的评估,并仔细考虑生物—心理—社会因素[17]。

1.4　精神分裂症:人格丧失与社会心理功能衰退

　　精神病和精神分裂症并不是同义词。急性精神病患者中,只有 1/8 在 3~5 年内发展成精神分裂症[18]。

　　精神分裂症不是单一的综合征[19]。从一开始,这个术语就包含了一组亚型[20~22]。

- 偏执型,以精神病性症状为主要表现。
- 青春型,以严重思维障碍和情感紊乱为主要表现。
- 紧张型,以精神运动体征为主要表现。
- 单纯型,以严重的社会心理功能衰退为主要表现,但没有精神病性症状。

　　有关精神分裂症的确切定义和界定一直是不确定的,一些权威人士建议完全取消这个词,因为它会带来耻感[23,24]。

　　另一方面,一部分患者表现出明显的社交能力下降和人格丧失,但是对于这种情况没有现成的描述。

　　许多人认为社会心理功能衰退和人格丧失是精神分裂的特征[25]。在本质上,"阴性症状"这个术语表达同样的意思。阴性症状最初在 19 世纪的神经病学中提出,用来描述健康时存在的功能在病后丧失。在精神分裂症中,这种丧失包括:动力、动机、抱负、情感、交流、兴趣、家庭生活、友谊、恋爱关系和脑力活动[26~28]。

　　一部分患者开始得病时就表现为阴性症状。事实上,在精神病发作前几年,社会心理功能退缩和人格衰退的趋势可能就会出现[25]。

　　阴性症状比阳性症状具有更多的预后和诊断价值。阴性症状与长期预后较差成比例[29]。

具有明显阴性症状的精神分裂症患者,是心理社会功能障碍最严重的人群之一,但有时缺乏风险预警意味着他们往往会被忽视[30,31]。事实上,在整个临床表现中没有或相对缺乏"幻听"和"偏执",甚至会导致缺乏经验的工作人员判断患者没有精神障碍的证据。

一个相对常见的错误是对孤独症的误诊。精神分裂症的阴性症状和孤独症都以社会交往障碍为特点。关键的区别是孤独症在 3 岁之前就表现出来,而精神分裂症则在青春期或成年早期出现。

有一个引人关注的问题是,对于严重而持久的精神疾病(如精神分裂症的阴性症状),存在认识不足和治疗不足的趋势,而对相对轻微的心理问题却反应过度[32]。

1.5　双相情感障碍

双相情感障碍是一种终身的、具有高遗传率的发作性疾病[33]。双相情感障碍Ⅰ型是根据躁狂来确定的。在躁狂状态下,患者没有自知力,这是精神病的主要特征[33]。

双相情感障碍患者在躁狂发作间歇期通常会恢复自知力,可以从理性的角度看待他们先前的精神状态,并正确判断出自己在危机时的现实生活体验是病态的[34,35]。

出现一次躁狂发作之后,即诊断为双相情感障碍Ⅰ型。躁狂的特征是至少持续一周出现下述症状:持续情绪高涨或易怒;自信心膨胀或夸大;睡眠需求减少;比平时更健谈或有持续讲话的压力感;意念飘忽或主观感受到思维奔逸;随境转移;目标导向的活动增加,或过多参加令人快乐但很可能导致痛苦结果的活动。

出现一次轻躁狂(hypomania)发作和一次抑郁发作后,诊断为双相情感障碍Ⅱ型。轻躁狂被认为是一种躁狂发作,其严重程度不足以引起明显的社会心理功能损害、精神病或需要住院治疗。持续 1~4 天的轻躁狂发作比持续时间较长的发作更常见[36]。

在 DSM-5 诊断标准中,活动增加是诊断躁狂／轻躁狂的必要条件。活动增加可以将躁狂或轻躁狂与其他疾病区分开来[37]。

1.6　大麻、合成大麻素和精神病

临床医生需要熟悉因使用大麻而出现一系列问题的患者[38]。在伦敦南部,至少有 1/4 的精神病新病例是由高效价"臭鼬"大麻引起的[39]。

与传统大麻相比,"臭鼬"大麻的致精神病成分四氢大麻酚(THC)含量很高,但另一种成分大麻二酚(CBD)的量微不足道。CBD 与 THC 的平衡很重要,因为 CBD 可以抑制 THC 的致精神病作用[40]。另外 CBD 似乎对精神分裂症有治疗作用[41]。

大麻素所致急性精神病通常有类似偏执狂或躁狂的表现。其次可能有青春型精神分裂症特征,或运动系统体征,如奇怪的姿势和手势[42]。

一些患者由于服用高效价大麻素而患上急性精神病,但在经历了强烈的痛苦之后,他们又回到了正常的生活中。但一些人戒了一段时间后再次使用,从而旧病复发。相当一部分患者不认为使用大麻对其心理健康有负面影响,并继续定期使用该物质。

来自斯堪的纳维亚半岛的两项大规模研究发现,因大麻所致精神病看过急诊的患者中,约 50% 成为长期的精神科患者[43,44]。

THC 是 CB_1 受体的部分激动剂。合成大麻素是 CB_1 受体的完全激动剂,对精神的影响要大得多,会引起强烈的、典型的精神病[45]。合成大麻素对心率和血压也有显著影响。

一个新的担忧是,合成大麻素如此强大,以至于会超过抗精神病药的稳定作用。

这些合成大麻素可能有 150 多种分子,但在标准的毒品筛查中检测不到。合成大麻素使用的特征性表现包括意识模糊、言语不清、多汗、心动过速和高血压[46]。

使用合成大麻素的并发症包括肾衰竭、肺损伤、心肌梗死、癫痫发作和卒中[46]。

使用合成大麻素已成为英国监狱的主要问题[47]。

大约 1/7 的大麻使用者符合依赖标准。高效价大麻素制剂似乎更容易上瘾。大麻戒断综合征类似于尼古丁戒断。渴求和精神运动性激越在第 3~4 天达到高峰,在 14 天内消失[48]。

许多能够保持守戒的患者可以获得显著的康复。当然,我们面临的挑战是如何说服患者使用该毒品的弊远大于利。

在美国的很多州和加拿大,大麻已被合法用于娱乐或医疗用途。THC 含量高而 CBD 含量可以忽略不计的产品很容易买到。人们担心,随着北美立法的变化,与大麻相关的精神科问题可能会增加[49]。

第 2 章

精神病性障碍的循证治疗

2.1 传统医学

治疗精神病性障碍的一种真正有效的药物是含有利血平的印度蛇根草（蛇纹紫杉）。该植物在印度阿育吠陀医学和中医学领域均有应用。20 世纪 50 年代，西方进行的临床试验结果表明利血平对治疗精神分裂症有效[50]。

2.2 随机对照试验

随机对照试验是目前确定某种治疗是否实际有效的唯一有保证的方法。完全随机对照试验能够消除偏倚，这种偏倚即认为某种干预有效的自然倾向。

早期许多好的药物临床试验都是在精神病学领域进行的。1954 年，随机对照试验证实了锂盐治疗躁狂发作和氯丙嗪治疗精神分裂症的疗效[51,52]。或许更重要的是试验还暴露了一些疗法并没有效果。典型案例是一直被默认有效的胰岛素昏迷疗法，该疗法有详细的操作准则并且被广泛推广，以至全英国的病房采用每周 6 次的频率进行治疗，疗程长达 2 个月。然而，当按照科学方法检验胰岛素昏迷疗法时，该方法被证实无效，并被迅速停用[53]。

胰岛素昏迷疗法的教训是，在大样本试验中，如果一种干预措施效果未能胜过安慰剂对照组，那么就没有在患者中应用的必要。

2.3 社区治疗

真正有效的治疗方法（如锂盐和氯丙嗪）的出现，使医疗服务的提供方式出现了根本性的变化。在英国国家医疗服务体系建立的最初几年中，40% 的病床用于精神疾病患者。抗精神病药物的推行大幅减少了需要在精神病院住院治疗的患者数量[54,55]。药物治疗对严重精神障碍是如此有效，以致引起了巨大的社会变革，但是这一事实往往随着时间的流逝而被忽视了[56]。

显而易见的是许多患者不仅需要药物治疗，还需要一系列心理社会康复治疗来帮助恢复生活质量[57]。这对于因阴性症状和贫困而致残的精神分裂症患者来说尤为重要。但令人担忧的是，患有严重的、持续的精神疾病患者面临着资源分配不足的问题，与此同时，相对轻微的心理问题正被过度治疗[32]。

2.4　治疗策略与个性化治疗

　　现代精神病学的临床试验经常比较一种药物是否优于另一种药物。在此基础上,人们努力对目前可用于治疗精神病的各种药物进行分级[58]。临床判断不仅取决于从人群数据中获得的药物排名,还需考虑到患者个体的具体特征和特殊情况。治疗者的任务便是将人群大数据与患者的个体因素进行整合。

第 3 章

抗精神病药

3.1　精神病性障碍的药理学基本原理

临床上使用的所有抗精神病药都具有一个宽的治疗安全窗，并且在大型对照试验中被证明有效。表 3-1 列出了精神病性障碍的药理学基本原理。它们发挥抗精神病作用的共同基础是能阻断多巴胺 2 型受体（dopamine type-2 receptor，D_2 受体）[59]。

表 3-1　精神病药理学基本原理

---

1. 阐明临床表现

病史、检查、知情人提供的病史、调查，可能的话归纳临床特征和进行诊断

器质性还是功能性病因？急性还是隐匿性发作？家族史？药物滥用？精神分裂症？躁狂？分裂情感性精神障碍？精神病性抑郁？边缘人格障碍？对自我 / 他人的风险？

---

2. 明确不同阶段的治疗目标

急性精神病性发作：快速、安全、控制症状

维持治疗阶段：尽量降低不良反应的风险

---

3. 首次发作精神病？

基线评估，包括尿液毒品筛查（UDS）

请注意，首次发作患者可能对于抗精神病药更敏感——"起始剂量要低，加药速度要慢"

仔细评估患者对特定剂量药物的疗效，剂量个体化

---

4. 存在急性激越症状？

选择一种抑制组胺 H_1 受体，具有镇静作用的抗精神病药？

抗精神病药短期合用苯二氮䓬类药物？ª 表 3-4

抗精神病药短期合用 Z- 类催眠药物？ 表 3-4

---

5. 复发？

进行适当的评估。如血浆药物浓度监测。尿液毒品筛查（UDS）

回顾病历记录。在既往的发作中，哪些治疗方法和剂量既有效且耐受良好？

---

6. 心理教育对治疗关系至关重要

强调治疗的即时获益，例如"更好的睡眠，更少的焦虑"

讨论一下逐步会获得的益处，比如"专注力更好，偏执更少，能够重新开始生活"

事先提醒患者药物最常见的不良反应，并讨论应急计划

理想情况下，让患者自己选择治疗药物

续表

7. 维持期治疗

没有恢复自知力预示服药依从性差

服药依从性差是疾病复发的最强预测因素

缓释制剂在降低复发率方面优于片剂

坚持治疗是有效的,会减少复发

8. 个体化治疗

根据患者的具体需要来量身制订治疗方案

应该基于个体因素来逐渐减少或停止服用抗精神病药,而不是采取"一刀切"式的方案。停药后前 3 年复发风险很高。使用高剂量的抗精神病药可能与较差的长期功能结局有关

ᵃ 肌内注射奥氮平＋肌内注射苯二氮䓬类药物的间隔需要 >2h,因为存在呼吸抑制风险。

利血平作为一种天然分子和第一种抗精神病药是一个例外。利血平的作用机制略有不同,它通过耗尽神经膨体内的单胺类神经递质(包括多巴胺在内)发挥作用。但到了 20 世纪 50 年代末,人们一致认为 D_2 受体阻断剂对精神分裂症更有效,利血平的使用随之减少[60]。

D_2 受体阻断剂对其他受体作用的倾向性互不相同,它们产生的效应可能是需要的,也可能是不需要的[61]。例如,在急性精神病出现激越时,镇静可能是需要的,一旦精神病得到控制,镇静就不需要了(表 3-2)。

表 3-2　常用抗精神病药受体亲和力的比较

抗精神病药	D_2 受体亲和力 抗精神病作用 运动系统不良反应	组胺 H_1 受体亲和力	去甲肾上腺素 α_1 受体亲和力 直立性低血压 ? 用于预防 PTSD 噩梦	毒蕈碱(M_1~M_5)受体亲和力 口干 视力模糊 便秘 尿潴留 抗帕金森综合征作用
阿立哌唑	++++(部分激动剂)	+	+	0
依匹哌唑	++++(部分激动剂)	++	+++	+
卡利拉嗪	++++(部分激动剂)	++	+	0
氟哌噻吨	++++	++++	+++	+
三氟拉嗪	++++	+	++	+
珠氯噻醇	++++	+	+++	0
氨磺必利	+++	0	0	0
氯丙嗪	+++	++++	++++	++
氟哌啶醇	+++	0	++	0
鲁拉西酮	+++	0	++	0
利培酮	+++	+++	+++	0
阿塞那平	+++	+++	+++	0

续表

抗精神病药	D₂ 受体亲和力 抗精神病作用 运动系统不良反应	组胺 H₁ 受体 亲和力	去甲肾上腺素 α₁ 受体亲和力 直立性低血压 ？用于预防 PTSD 噩梦	毒蕈碱(M₁~M₅)受体亲和力 口干 视力模糊 便秘 尿潴留 抗帕金森综合征作用
齐拉西酮	+++	++	++	0
伊潘立酮	+++	+	++++	0
奥氮平	++	+++	+	++(但在临床试验及实践中极少引起抗胆碱能作用)
氯氮平	+	+++	+++	++(部分激动剂:流涎和尿失禁)
喹硫平	+	+++	+++	++(去甲喹硫平)

亲和力:++++ 非常高(<1nM);+++ 高(1~10nM);++ 中等(10~100nM);+ 低(100~1 000nM);0 非显著(>1 000nM)。

来源:参考 PDSP 数据库(美国北卡罗来纳大学)。

在选择抗精神病药时,区分发作期和维持期的治疗非常有必要。在急性发作期,重点是迅速缓解症状。在维持期,重点是避免药物的不良反应,使患者更有可能坚持治疗,从而降低复发风险[62-64]。对药物治疗不依从是复发的最大预测因素[65]。

个性化治疗必然涉及试错、反馈和调整。心理教育也至关重要。理想情况下,该过程应倾向于让患者自己选择他们服用的药物。以直观的形式分享研究证据,并以协作的方式做出决策,这可以增强治疗关系[66]。

有几种抗精神病药还具有抗抑郁、抗焦虑和抗强迫的特性,而“抗精神病药”这一涵盖范围广泛的术语并没有体现出这些特性[67-69]。目前,基于神经科学开发一个新的精神药物分类系统的工作正在进行中,新的命名系统能体现出每个分子的细微差别,并将受体药理学考虑在内。(www.nbn2.com)

3.2　神经递质及其受体

抗精神病药能与 G 蛋白偶联受体(GPCRs)超家族的许多成员结合[70]。所有的 GPCRs 是从一个共同的祖先进化而来,因而具有相同的结构特征[71]。有些抗精神病药的作用很混杂,与许多种受体相结合,而其他一些抗精神病药对多巴胺 D₂ 受体的选择性更高。

出于临床应用的目的,一种抗精神病药的作用可以通过它的受体结合特征来预测。通常,在受体和特定效应之间有直接的对应关系。当一种新的抗精神病药出现,在尚未积累使用新分子的临床经验之前,这很有用。

明确的对应关系:

- 多巴胺 D_2 受体拮抗剂——抗精神病作用。
- 去甲肾上腺素 α_1 受体拮抗剂——低血压。
- 组胺 H_1 受体拮抗剂——镇静。
- 乙酰胆碱 $M_1 \sim M_5$ 受体拮抗剂——抗帕金森病。
- 5-HT$_{1A}$ 受体部分激动剂——抗焦虑。
- hERG 钾通道阻断剂——延长 QT_C 间期。

可能的对应关系：

5-HT$_{2C}$ 受体拮抗剂——体重增加。

乙酰胆碱 M_3 受体拮抗剂——2 型糖尿病。

5-HT$_7$ 受体拮抗剂——抗抑郁作用。

5-HT$_{2A}$ 受体拮抗剂——抗精神病作用。

乙酰胆碱 M_4 受体激动剂——抗精神病作用。

有些抗精神病药对其他受体的亲和性高于多巴胺 D_2 受体（表 3-2）。例如，喹硫平对组胺 H_1 受体的亲和性高于 D_2 受体，甚至在喹硫平对 D_2 受体的影响可以忽略不计的剂量下，已经对 H_1 受体的结合达到了饱和[72]。这意味着如果喹硫平在临床上用作抗精神病药，至少在大脑适应前的最初几周，必然会产生镇静作用。

尤其是氯氮平，它对多种 G 蛋白偶联受体（包括 5-HT$_{2C}$ 受体和乙酰胆碱 M_3 受体）的亲和性高于 D_2 受体[精神药物筛选计划（PDSP）数据库，北卡罗来纳大学，美国]。在氯氮平发挥抗精神病作用的剂量下，其与 5-HT$_{2C}$ 和 M_3 受体结合是不可避免的。

最常用的抗精神病药的受体结合特征见表 3-7，按照亲和性的高低排序。

针对谷氨酸系统的分子曾经有希望成为一种全新类型的抗精神病药。甚至有人预测谷氨酸类药物对精神分裂症的阴性症状和认知症状都会有效。然而，尽管药物开发早期的结果提示很有希望，但在大型临床试验中，谷氨酸类药物（mGluR2/ mGluR3 激动剂和 GlyT1 抑制剂）未能显示出对精神分裂症的任何治疗益处[73,74]。

3.3　药物选择

根据对精神分裂症的疗效来对药物进行排序，这只是部分正确的。对于难治性精神分裂症患者，氯氮平优于所有其他抗精神病药[75]。尽管如此，抗精神病药在疗效方面几乎没有区别[76~78]。一些权威机构和临床试验研究认为奥氮平的疗效略高于其他药物[79,80]，有证据表明，对于难治性患者，"高剂量"（25~45mg/d）的奥氮平可能与氯氮平的疗效一致[81]。

对于精神分裂症，第一代（典型）药物与第二代（非典型）药物的疗效相同。由于缺乏分子或临床药理学基础，20 世纪 90 年代提出的典型和非典型分类的概念应该是多余的[82]。

过去人们认为：

a. 使用非典型抗精神病药不太可能出现帕金森综合征，因为非典型抗精神病药具有阻断 5-HT$_{2A}$ 受体的能力[83]。

然而，一些非典型抗精神病药（如利培酮）可引起帕金森综合征，而典型抗精神病药的原型氯丙嗪可阻断 5-HT$_{2A}$ 受体。是否出现帕金森综合征似乎与抗精神病药的剂量更相关，因此更多地取决于抗精神病药对 D_2 受体的亲和性而不是与 5HT$_{2A}$ 受体结合的程度。

b. 非典型抗精神病药不太可能引起血清催乳素水平升高。

然而,一些非典型抗精神病药(如利培酮和氨磺必利)可导致高催乳素水平[84]。

c. 典型抗精神病药更容易引起运动系统不良反应,而非典型抗精神病药会导致体重增加。

然而,氯丙嗪(典型抗精神病药)可导致体重增加,而阿立哌唑和鲁拉西酮(非典型抗精神病药)往往对体重影响很小[85,86]。

因此,选择药物时,应对每一种抗精神病药进行独立的考察,并放弃典型/非典型分类的区分,这样更为合理[87,82]。理想情况下,抗精神病药的选择应针对每名患者在特定时间的需求进行调整[82,88~90]。

- 表 3-3 急性精神病发作期所用抗精神病药
- 表 3-4 急性精神病发作期的辅助药物
- 表 3-5 快速镇静
- 表 3-6 高抗素(醋酸珠氯噻醇)
- 表 3-7 用于维持期治疗的抗精神病药
- 附录 1 部分精神药物的药代动力学
- 附录 3 服用抗精神病药患者的躯体健康监测
- 附录 4 服用心境稳定剂患者的躯体健康监测

3.4 急性精神病发作

常用于治疗急性精神病发作的抗精神病药的特征如表 3-3 所示。

表 3-3　急性精神病发作期所用抗精神病药

药物(口服制剂) 剂量范围	特性
氨磺必利 50~1 200mg/d	非镇静性
阿立哌唑 5~30mg/d	非镇静性 剂量相关的静坐不能
卡利拉嗪 1.5~6mg/d	剂量相关的静坐不能
依匹哌唑 0.5~4mg/d	出现静坐不能比其他 D_2 受体部分激动剂少
喹硫平 50~750mg/d (躁狂;最大剂量为 800mg/d)	强效镇静性 抗精神病作用弱,直到达到较高剂量 需要逐渐加量以避免直立性低血压 ■ 在用药几周内,有体重迅速增加的倾向
三氟拉嗪 4~20mg/d(最大剂量为 30mg/d)	■ 剂量相关的运动系统不良反应
利培酮 1~16mg/d	需要逐渐加量以避免直立性低血压 ■ 有口崩片剂型 ■ 与剂量相关的运动系统不良反应

第3章

续表

药物（口服制剂） 剂量范围	特性
齐拉西酮 20~80mg b.d.	■ QTc 间期 >20ms 非镇静性 ■ 与剂量相关的运动系统不良反应
伊潘立酮 1mg b.d.，以 2mg/d 的增量增至 6~12mg b.d.	需要逐渐加量以避免直立性低血压
氟哌啶醇 1.5~20mg/d 尚无证据支持剂量超过 6mg/d 可以获益	■ 剂量相关的运动系统不良反应 需要既往心电图的检测结果
氯丙嗪 75~1 000mg/d	强效镇静性 ■ 剂量相关的运动系统不良反应 ■ 在用药几周内，有体重迅速增加的倾向
氟哌噻吨 3~18mg/d	■ 剂量相关的运动系统不良反应 ■ 避免用于激越或兴奋患者，可能会加重这些症状
奥氮平 5~20mg/d	强效镇静性 疗效优于其他药物（氯氮平和难治性患者除外） 可忽略的运动系统不良反应风险 有口崩片剂型 在用药几周内，有体重迅速增加的倾向

以个案为基础，权衡剂量增加与疗效和耐受性。

如果在用药 2~3 周内，症状没有改善：复查剂量。排除药物相互作用。检查依从性。血浆药物浓度监测。回顾病史。排除器质性原因。尿液毒品筛查。

若两种抗精神病药充分治疗无效，考虑换用抗精神病药。

考虑使用氯氮平。

资料来源：数据来自电子药品简编（EMC）。www.medicines.org.uk/emc。

对急性精神病发作的处方制订，需要综合考虑既往病史、相关检查和对既往治疗的评估情况。鉴于药物滥用的普遍性，以及毒品能够诱发精神病的可能性，临床医生通常应尽量完成尿液毒品筛查（UDS）。

对于首次发作的患者，需要有一段未服用抗精神病药的评估期。这为澄清临床症状，以及在可能的情况下做出诊断，提供了时间（第 1.3 节）。患者可能会因此而承受痛苦（这种痛苦通常可以通过单独使用苯二氮䓬类药物或具有镇静作用的抗组胺药来缓解），但不宜直接使用抗精神病药。

当患者的临床记录显示在紧急情况下使用过抗精神病药，这可以被视为支持重性精神病综合征诊断的依据。然而，这也可能是为了立即缓解痛苦情绪或激越症状所开的处方。

另一方面，如果临床症状表现为偏执型精神病，且存在明确的前驱期，那么推迟抗精神病药治疗就是完全不合理的。延迟抗精神病药治疗（尽管是几个月的时间跨度，而不是几天）会导致症状和功能方面的长期结局较差[91~93]。

所有的抗精神病药对急性精神病发作期都有效。减轻痛苦情绪和激越通常是需要优先考虑的。

3.4.1　奥氮平在急性精神病发作期的使用

奥氮平的特性使其成为急性精神病发作期的普遍选择。它具有镇静作用,是一种强效抗精神病药。但奥氮平最理想的特性可能是其在急性发作期(可能需要较高剂量的抗精神病药)使用时,产生运动系统反应的风险可以忽略不计[94,95]。

大多数临床医生知道,除急性期外,奥氮平对大部分患者来说不是理想的药物。许多患者在治疗的最初几周就开始出现体重快速增加[96,97],尽管合并使用二甲双胍[98]、胰高血糖素样肽-1受体激动剂[99]或小剂量阿立哌唑可能会减轻体重增加[100](见第6.1节)。

在急性发作后,将奥氮平换成对体重影响相对较小的抗精神病药是有根据的。最好是交叉、逐渐减量来完成换药,这通常需要4~6周的时间。关键是需要个性化的医疗服务,而不是采用一刀切的方法;而且在交叉换药期间,应进行频繁的随访,以便可以做精细的调整。

需要注意的是,奥氮平的停药会造成短暂的、但比较明显的失眠,因为睡眠控制中枢需要重新调整来适应无奥氮平的情况,还要适应无镇静作用或者具有激活作用的替代抗精神病药(如阿立哌唑)。短时间使用Z-类催眠药物(表3-4)可以帮助完成交叉换药。

一些处方医生可能从一开始就着眼于长期的治疗计划,会选择体重增加倾向较小的抗精神病药,通过辅助用药来治疗急性失眠和激越(表3-4)。

表 3-4　急性精神病发作的辅助药物

药物	药代动力学	特性
Z-类催眠药		
唑吡坦 夜间口服 5~10mg	T_{max}:0.5~3h 半衰期:2~3h CYP3A4	镇静催眠 无抗焦虑特性
佐匹克隆 夜间口服 3.75~7.5mg	T_{max}:1.5~2h 半衰期:3.5~6.5h CYP3A4 和 CYP2C8	
镇静剂 H_1 抗组胺药		
异丙嗪 口服 25~100mg 批准剂量:25~50mg(作为止吐药) 常用剂量:25~100mg	T_{max}:2~3h 半衰期:12~19h	镇静催眠 无抗焦虑特性 D_2 拮抗剂效应 抗毒蕈碱效应 具有高 H_1 受体亲和力的抗精神病药与异丙嗪合用无意义(表3-2)
苯二氮䓬类药物		
劳拉西泮 口服 1~4mg/d	T_{max}:2h 半衰期:12h 葡萄糖醛酸化作用	镇静催眠 抗焦虑作用 避免长期使用(>2~3 周)
氯硝西泮	T_{max}:1~4h	氯硝西泮和地西泮可蓄积

续表

药物	药代动力学	特性
口服 0.5~2mg/d 批准剂量:最高 8mg/d(治疗癫痫)	半衰期:20~60h 平均 30h CYP2C19	
地西泮 口服 5~20mg/d 批准剂量:最高 30mg/d 用于治疗 　焦虑症状	T_{max}:0.5~1.5h 半衰期:20~100h 具有活性代谢产物 CYP2C19 和 CYP3A4	
咪达唑仑 口含片 10mg	T_{max}:0.5h 半衰期:1.5~2.5h CYP3A4	

资料来源:数据来自电子药品简编(EMC)。www.medicines.org.uk/emc。

3.4.2　急性精神病发作期抗精神病药的使用剂量

抗精神病药的剂量应针对每个患者的情况进行调整[82,88]。在开始用药或改变剂量后,应评估疗效和耐受性。

在给药剂量方面,建议的方法是逐渐加量并观察,而不是用药过量后再逐渐减量,因为患者对给定药物剂量的反应具有很大的个体差异。一刀切的剂量选择方法肯定会导致一部分患者出现肌张力障碍、静坐不能和帕金森综合征,这可能会导致患者对精神卫生治疗的初始体验不佳[82]。

证据显示晚年(60 岁以上)出现精神分裂症样精神病性障碍的患者,在接受小剂量氨磺必利(100mg/d)治疗后,症状有显著改善[101]。

住院和家庭治疗小组(home treatment team,HTT)是完成剂量滴定和持续密切评估药物在不同剂量下效应的理想配置。经常评估是关键的。

了解药物的药代动力学特性可以为处方提供信息。一般来说,药物的血浆浓度水平随着重复给药而累积,大约 5 个半衰期时,血药浓度达到相对稳定的水平(附录 1)。

3.4.3　急性精神病发作的药物反应时间

过去人们认为,抗精神病药需要几周才能对偏执型精神病起效。然而,通常在给药最初的 24~48h 内,以及整个第一周,都能看到治疗获益。

到了第二周,应该至少会观察到轻微改善的迹象[102]。如果没有改善[103],需要:

- 复查剂量。排除药物间相互作用。
- 检查依从性。监测血浆药物浓度。
- 回顾病史。排除器质性原因。尿液毒品筛查(UDS)。
- 考虑换一种抗精神病药。
- 如果经两种抗精神病药充分治疗后,均无效,考虑使用氯氮平。

3.4.4　非常激越的患者

有时患者会难以承受精神病性症状,表现明显的激越,以至于他们开始根据自己的体验采取行动。事件可能迅速升级。理所当然地,攻击行为可能会被作为一种防御手段,有伤害自己和他人身体的风险。快速镇静的 Maudsley 方案详见表 3-5。

表 3-5　快速镇静

Maudsley 方案[104]:
降阶梯式治疗,冷处理,如果可能置于安全区域
提供口服药物:
　劳拉西泮 1~2mg
　45~60 分钟后重复使用
　咪达唑仑口含片 10mg
　如果尚未服用常规的抗精神病药,口服抗精神病药
　　奥氮平 10mg
　　氟哌啶醇 5mg(用药前建议做心电图检查)
考虑肌内注射药物:
　劳拉西泮 1~2mg
　备好氟马西尼,用于呼吸抑制
　异丙嗪 50mg
　奥氮平 10mg
　肌内注射奥氮平与肌内注射苯二氮䓬类药物的间隔需要 >2h
　阿立哌唑 9.75mg
　氟哌啶醇 5mg(用药前建议做心电图检查)
　备好肌内注射用丙环定,用于肌张力障碍
　氟哌啶醇应该是最后考虑的药物
　与肌内注射劳拉西泮或肌内注射异丙嗪联合使用
寻求专家建议

高抗素可能对那些需要反复肌内注射短效药物控制激越的患者有帮助。在这种情况下,高抗素具有良好的药代动力学特性。临床需要的安神和镇静效果会持续数天而不是数小时。高抗素治疗方案详见表 3-6。

表 3-6　高抗素(醋酸珠氯噻醇)

适用于已经肌内注射多次奥氮平或氟哌啶醇的患者,作为控制急性精神病的短期治疗
禁用人群:从未用过抗精神病药、妊娠期、肝肾功能损害、心脏病、中枢神经系统抑制
剂量:50~150mg,如果需要,每隔 2~3 天用 50~150mg
最大累积剂量400mg。最长使用周期:2 周。最多注射次数:4 次
药代动力学:T_{max}36h;注射后 3 天的浓度为 C_{max} 的 1/3
通常,注射后 2h 开始出现镇静作用。疗效持续72h

资料来源:数据来自电子药品简编(EMC)。www.medicines.org.uk/emc。

3.5　维持期:预防复发

在维持期,常用抗精神病药的特性如表 3-7 所示。

表 3-7　用于维持期治疗的抗精神病药

药物剂量范围	受体亲和力排序	优势	劣势
氨磺必利 处方范围：50~1 200mg/d 阳性症状： 400~1 200mg/d 阴性症状： 50~300mg/d	D_2 拮抗剂 5-HT$_7$ 拮抗剂	体重增加 0/+ 非镇静性 ? 对阴性症状有效 低剂量有抗抑郁作用	高催乳素 锥体外系反应
阿立哌唑 5~30mg/d	D_2 部分激动剂 5-HT$_{2A}$ 拮抗剂 5-HT$_{1A}$ 部分激动剂 5-HT$_7$ 拮抗剂 5-HT$_{2C}$ 部分激动剂 α_2 拮抗剂	体重增加 0/+ 非镇静性 能纠正高催乳素血症 出现性功能不良反应的 可能性小 有长效制剂 有抗抑郁作用	静坐不能 恶心 失眠
喹硫平 起始剂量：50mg 150~750mg/d 去甲喹硫平（喹硫平代谢物）	H_1 拮抗剂 α_1 拮抗剂 D_2 拮抗剂（高剂量） 5-HT$_{2C}$ 拮抗剂 NET 抑制剂 M_1 拮抗剂	帕金森综合征不良反应 的风险低 对双相抑郁有效 对边缘状态有效 性功能不良反应风险低	镇静 体重增加 ++ 血脂异常 高血糖 直立性低血压
奥氮平 处方范围：5~20mg/d 首次发作：5~20mg/d 多次发作：7.5~20mg/d	H_1 拮抗剂 5-HT$_{2A}$ 拮抗剂 5-HT$_{2C}$ 反向激动剂 D_2 拮抗剂 M_1-M_5 拮抗剂	无帕金森综合征不良反 应 ? 疗效优于其他抗精神 病药（氯氮平和难治性 患者除外）	镇静 体重增加 +++ 血脂异常 高血糖 2 型糖尿病发生的风险。 （有长效制剂，但在日常临 床实践中使用有问题）
利培酮 起始剂量：2mg 处方范围：2~16mg/d 首次发作：1~3mg/d	5-HT$_{2A}$ 反向激动剂 D_2 拮抗剂 5-HT$_7$ 拮抗剂 α_1 拮抗剂	低剂量通常耐受良好 有长效制剂	锥体外系反应 迟发性运动障碍风险 高催乳素 体重增加 +
多次发作：3~6mg/d	5-HT$_{2C}$ 反向激动剂 H_1 拮抗剂 α_2 拮抗剂		勃起功能障碍 直立性低血压
氯丙嗪 处方范围：75~100mg/d 首次发作：200mg/d 多次发作：300mg/d	H_1 拮抗剂 α_1 拮抗剂 D_2 拮抗剂 5-HT$_{2A}$ 拮抗剂 5-HT$_{2C}$ 拮抗剂 M_1-M_5 拮抗剂		锥体外系反应 迟发性运动障碍风险 高催乳素 镇静 体重增加 ++ 高血糖 口干、便秘 直立性低血压 光敏感性

续表

药物剂量范围	受体亲和力排序	优势	劣势
三氟拉嗪 范围:4~20mg/d 首次发作:10mg/d 多次发作:15mg	D_2 拮抗剂 5-HT_{2A} 拮抗剂 α_1 拮抗剂	体重增加 0/+ 非镇静药	锥体外系反应 迟发性运动障碍风险 高催乳素 口干、便秘 直立性低血压
氟哌啶醇 范围:2~20mg/d 首次发作:2~4mg 多次发作:10mg/d	D_2 拮抗剂 5-HT_{2A} 拮抗剂 α_1 拮抗剂	体重增加 0/+ 非镇静药 有长效制剂	锥体外系反应 迟发性运动障碍风险 高催乳素 激越 失眠
鲁拉西酮 37~148mg/d	5-HT_7 拮抗剂 D_2 拮抗剂 5-HT_{2A} 拮抗剂 α_1 拮抗剂 5-HT_{1A} 部分激动剂	体重增加 0/+ 对双相抑郁有效	静坐不能 镇静 需要与餐同服 / 餐后服用
氯氮平 起始剂量:12.5mg 维持剂量:200~450mg/d 最大剂量:900mg/d 需根据血浆水平使用 目标 >0.35~0.5mg/L (最低浓度)	H_1 拮抗剂 α_1 拮抗剂 5-HT_{2A} 拮抗剂 5-HT_{2C} 反向激动剂 M_1~M_5 部分激动剂 5-HT_7 拮抗剂 D_2 拮抗剂(高剂量)	对难治性患者有效 对阴性症状有效 不会导致帕金森综合征 不良反应 抗自杀 对迟发性运动障碍有效	镇静 体重增加 +++ 血脂异常 高血糖 2 型糖尿病风险 心动过速 唾液过多 有中性粒细胞减少的风险,需做血液检查 精神病症状反弹 心肌炎 心肌病 便秘
氟哌噻吨 3~18mg/d	D_2 拮抗剂 H_1 拮抗剂 α_1 拮抗剂 α_2 拮抗剂	有长效针剂 可能有抗抑郁作用	!锥体外系反应 迟发性运动障碍风险 高催乳素
依匹哌唑 可作为抑郁症辅助用药 起始剂量:0.5~1mg/d 目标剂量:2mg/d 最大剂量:3mg/d 精神分裂症(2~4mg/d) 剂量:1~4 天 1mg/d;5~7 天 2mg/d;8 天后,4mg/d	5-HT_{1A} 部分激动剂 α_1 拮抗剂 D_2 部分激动剂 5-HT_{2A} 拮抗剂 H_1 拮抗剂	? 对阴性症状有效 具有抗抑郁作用 体重增加 0/+	静坐不能,但可能比其他 D_2 部分激动剂的风险低 直立性低血压

第 3 章

药物剂量范围	受体亲和力排序	优势	劣势
卡利拉嗪 起始剂量:1.5mg/d 1.5~6mg/d	D_2 部分激动剂 5-HT$_{1A}$ 部分激动剂 5-HT$_{2A}$ 拮抗剂 H$_1$ 拮抗剂 5-HT$_{2C}$ 反向激动剂 （高剂量时）	？对阴性症状有效 卡利拉嗪及其活性代谢 物的半衰期很长,因此 漏服时仍有疗效 ？能纠正高催乳素血症 体重增加 0/+ （抗抑郁作用正在研究中）	静坐不能 ESPEs 失眠
齐拉西酮 20~80mg b.d.	5-HT$_{2A}$ 拮抗剂 5-HT$_{2C}$ 部分激动剂 D_2 部分激动剂 5-HT$_{1A}$ 部分激动剂 5-HT$_7$ 拮抗剂 α$_1$ 拮抗剂 H$_1$ 拮抗剂	体重增加 0/+	！↑ QTc 超过 20ms 失眠 ESPEs 迟发性运动障碍风险
阿塞那平 舌下含服 5~10mg b.d.	5-HT$_{2C}$ 拮抗剂 5-HT$_{2A}$ 拮抗剂 5-HT$_7$ 拮抗剂 H$_1$ 拮抗剂 H$_2$ 拮抗剂 α$_1$ 拮抗剂 α$_2$ 拮抗剂 5-HT$_{1A}$ 部分激动剂		镇静 锥体外系反应 体重增加 + 口腔感觉减退 直立性低血压
伊潘立酮 起始剂量:1mg b.d. 缓慢加量以减少直立性低 血压。 增量不超过 2mg/d 6~12mg b.d.	α$_1$ 拮抗剂 5-HT$_{2A}$ 拮抗剂 D_2 拮抗剂 5-HT$_7$ 拮抗剂	发生帕金森综合征不良 反应的风险低	！直立性低血压 镇静 体重增加 +

要点:

D_2 拮抗剂——抗精神病作用、高催乳素、运动系统不良反应。

α$_1$ 拮抗剂——直立性低血压,对创伤后应激障碍（PTSD）的噩梦有效。

α$_2$ 拮抗剂——抗抑郁作用,限制 α$_1$ 阻断剂引起的低血压。

去甲肾上腺素转运体（NET）抑制剂（去甲肾上腺素再摄取抑制）——抗抑郁作用。

H$_1$ 拮抗剂——镇静、体重增加。

5HT$_{1A}$ 部分激动剂——抗焦虑。

5HT$_{2A}$ 拮抗剂——抗精神病作用?? 抗帕金森综合征? 改善认知??

5HT$_{2C}$ 反向激动剂 / 拮抗剂——体重增加。

5HT$_7$ 拮抗剂——抗抑郁作用?

M$_1$~M$_5$ 部分激动剂 / 拮抗剂——抗帕金森综合征、便秘、尿潴留（拮抗剂）、尿失禁（部分激动剂）、视物模糊、口干（拮抗剂）、流涎（部分激动剂）、心动过速。

资料来源:PDSP 数据库（美国北卡罗来纳大学）。数据来自电子药品简编（EMC）。

www.medicines.org.uk/emc。

维持期治疗的主要目的是预防复发。缺乏自知力预示着不能依从药物治疗[105~109]。不依从率约为 50%[110]。

不依从药物治疗是导致精神病复发的主要因素[65,111~114]。一项研究发现,在康复的第一年,停止服药患者的复发率为 77%,而坚持服药患者的复发率为 3%[115]。另一项研究表明,与继续服药的患者相比,停止服药患者的复发概率高出 5 倍[113]。

复发的其他预测因素包括药物滥用、受到批评和病前适应能力差[107,114]。

即使存在短暂的药物不依从(不只是完全停药)也会显著增加复发的风险[116]。

每一次复发本身都是灾难性的。对许多患者来说,反复复发意味着社会和功能的进行性减退。此外,构成精神病的知觉、思维、信念和自我人格的病理改变可能会变得根深蒂固,对治疗的反应也会减弱[117,118]。

即使在没有不良反应的情况下,连续数月或数年每天服用一种药物也是很有挑战性的。应采取措施,将药物不良反应降至相对最低水平[64]。在维持期,理想的抗精神病药是患者最能接受的药物[82,119,120]。

与常规的治疗相比,给予个人或在团体中进行的提高依从性的治疗,可以改善依从性,改善症状,改善功能,提高生活质量,并降低再入院率[121~126]。依从性治疗可能也会降低整体医疗成本[127,128]。

3.5.1　初始治疗的几年后:弊大于利?

在首次发作精神病的最初几年,维持抗精神病药治疗有明显的益处;但是有人担心,初始治疗几年后,使用抗精神病药可能弊大于利[112]。为了解决这一问题,需要进行强有力的长期研究[129],而这类研究已经开始出现,但仍需要更多的数据来支持这一重要领域的临床实践。

对芬兰住院治疗的 8 700 多名首次发作精神分裂症患者进行为期 8 年的随访研究发现,与停止服用抗精神病药的患者组相比,继续服用抗精神病药的患者组在 1 年内、1~2 年、2~5 年和 5 年后的复发率和死亡率更低[130]。

在一项来自中国香港的试验中,首次发作且对喹硫平有充分疗效的患者(n=178)被随机分为维持组和停药组。在 10 年的随访中,停药组的患者出现不良临床结局的风险更高[131]。

在临床实践中,一种十分常见的方法是权衡每个人的临床表现,并逐渐减少抗精神病药的剂量,以尽量减少不良反应[64]。这一策略得到了最近一些数据的支持:

103 名患者在 7 年间接受了随访评估。结果发现,与使用相同剂量维持治疗的患者相比,剂量降低组 / 停药组患者的功能更好[132]。维持组继续使用平均 3.6mg/d 的氟哌啶醇当量剂量,剂量降低组 / 停药组使用平均 2.2mg/d 的氟哌啶醇当量剂量。该文章作者认为,较低的抗精神病药用量可能会带来更好的功能结局[132]。

在讨论和思考之后,一些症状得到良好控制、自知力恢复的患者会自己选择停用抗精神病药。有一部分人康复情况良好,但其他人会复发。目前,还不可能对这两个群体进行前瞻性的区分。然而,精神分裂症的诊断、病程长和病前功能较差都与复发风险有较大的相关性[133]。

理想情况下,药物的逐渐减量和停用应尽可能放缓。复发可能需要数周或数月的时间。

或许最重要的是进行持续的监测,并确保在情况恶化时,安全网已经到位。

3.6　长效抗精神病药的应用

与口服制剂相比,以长效肌内储存形式提供的抗精神病药具有许多优点。

长效制剂可以达到稳定的血药浓度。对于口服制剂,无论是服用药物(由家庭治疗小组或病房监测依从性),还是完全停用药物(依从性差),给药时间可能都非常不规律,导致血药浓度大幅波动[134]。

在自然观察的试验中发现,使用长效制剂的复发率显著低于口服制剂[135~139]。例如,在瑞典对大约 30 000 名患者进行的一项流行病学研究结果提示,与使用等效口服制剂治疗的患者相比,使用长效抗精神病药治疗的患者复发率降低 20%~30%[140]。

最近一项包括 80 多名患者的临床试验发现,在首次精神病发作后的一年内,随机分配使用利培酮长效制剂的患者复发率为 7%,而随机分配给予利培酮口服制剂的患者复发率为 50%[141]。

长效制剂在体内存在数周,这意味着通常有足够的时间来仔细监测停药或漏服药物的患者,并制订计划以避免医疗紧急情况的发生。与此相反,通常表明患者已经停用口服药物的第一个迹象是突然出现明显的精神病,需要紧急入院。

长效抗精神病药对避免精神病性障碍的复发比口服药物有优势。然而,只有大约一半服用口服抗精神病药的患者会被告知可以使用长效制剂,这可能反映了临床医生对长效制剂的消极看法[142]。对长效制剂的负面看法可能部分源于他们以往使用大剂量第一代抗精神病药的经验。

3.7　长效抗精神病药的处方原则

常用长效抗精神病药的药代动力学特征如表 3-8 所示。

表 3-8　长效抗精神病药

药物	达峰时间 /d	英国国家处方集(BNF)剂量范围 /mg	达到稳态时间 / 周	半衰期 /d	注射间隔
阿立哌唑(维持稳态)	5~7	200~400	12	30~46	每月

应该首先评估口服阿立哌唑的耐受性,再使用阿立哌唑长效制剂
长效针剂第一次注射前后,必须各补充口服阿立哌唑 14 天
阿立哌唑长效针剂可注入三角肌
联合应用 CYP3A4 或 CYP2D6 抑制剂时,减少阿立哌唑长效制剂的剂量
体重增加 0/+
■ 剂量相关性静坐不能

药物	达峰时间 /d	英国国家处方集(BNF)剂量范围 /mg	达到稳态时间 / 周	半衰期 /d	注射间隔
月桂酰阿立哌唑(Aristada)	5~6	441 或 662 882	16	29~35	每月 6 周

续表

药物	达峰时间 /d	英国国家处方集（BNF）剂量范围 /mg	达到稳态时间 / 周	半衰期 /d	注射间隔
应该首先评估口服阿立哌唑的耐受性，再使用 Aristada 第一次使用 Aristada 注射液时，应联合口服阿立哌唑 21 天 只有最小剂量的 Aristada 可以注射到三角肌 联合使用 CYP3A4 或 CYP2D6 抑制剂时，减少 Aristada 的剂量 体重增加 0/+ ■！剂量相关性静坐不能					
每月 1 次 棕榈酸帕利哌酮 PP-1M	13	25~150	—	25~49	每月
立即、连续释放 无须补充口服药物 开始使用的方法：第 1 天 150mg，第 8 天 100mg，均注入三角肌。此后每月注射一次三角肌或臀肌 优势：非肝脏代谢，但需避免用于肾功能损害患者（肌酐清除率 <50ml/min） 与剂量相关的运动系统不良反应					
3 月 1 次 棕榈酸帕利哌酮 PP-3M	23~24	175 263 350 525	—	60~90	3 个月
仅推荐用于经过 PP-1M 治疗至少 4 个月的患者 按 PP-1M 的计划时间（±1 周），第一次注射 PP-3M 应给药剂量：× 最后一次 PP-1M 所用剂量的 3.5 倍 随后每 3 个月（±2 周）给药一次 避免用于肾功能损害患者（肌酐清除率 <50ml/min） 可注入三角肌或臀肌 与剂量相关的运动系统不良反应					
氟哌噻吨癸酸酯	7	标准剂量范围： 每 4 周 50mg 至 每 2 周 300mg（最大剂量为 400mg/ 周）	3~6	17	2~4 周
试验剂量：20mg，至少 7 天后，间隔 2~4 周 20~40mg 引起镇静的可能性小 与剂量相关的运动系统不良反应					
珠氯噻醇癸酸酯	4~7	200~600 （最大 600mg/ 周）	8	7~19	1~4 周
试验剂量：100mg，至少 7 天后：间隔 1~4 周 200~500mg 与剂量相关的运动系统不良反应					
氟奋乃静癸酸酯	0.5~1	12.5~100	3	14	2~5 周

续表

药物	达峰时间 /d	英国国家处方集（BNF）剂量范围 /mg	达到稳态时间 / 周	半衰期 /d	注射间隔
试验剂量：6.25~12.5mg，4~7 天后：每隔 14~35 天 12.5~100mg					
与剂量相关的运动系统不良反应					
利培酮微球	28	25~50	8	4~6	2 周
单次注射后，利培酮的释放从第 3 周开始，到第 7 周消退					
第一次注射时，必须同时口服补充利培酮 3 周					
利培酮长效针剂可注入三角肌					
与剂量相关的运动系统不良反应					
氟哌啶醇癸酸酯	3~9	12.5~300	8~12	21	4 周
剂量相关的运动系统不良反应					
初始剂量通常为每 4 周 50mg。最多每 4 周 300mg					
氟哌啶醇长效针剂可注入三角肌					
奥氮平双羟萘酸	2~4	150~300	8~12	14~30	2~4 周
立即、连续释放					
无须补充口服药物					
注射后综合征（0.07% 患者出现）。每次注射后，患者应留在医疗机构由专业人员观察其是否出现奥氮平过量的症状和体征，至少观察 3h					

资料来源：数据来自电子药品简编（EMC）提供的数据。www.medicines.org.uk/emc。

　　使用长效抗精神病药是预防复发的理想方法，但其缺点是对血药浓度缺乏精细控制。初始治疗时，血药浓度达到稳态可能会延迟几个月[143]。同样的，在任何剂量调整之后都有一个时间延迟，直到出现新的稳态。因此，针对单个患者的长效治疗方案，可能需要 4 个月以上才能完善。

　　与口服药物相比，长效针剂的主要优势在于从长远来看，可以减少复发率，而不是迅速缓解急性精神病性症状[134,137]。对长效针剂的初始剂量选择，避免过于激进是明智的。对于某些药物，可以先尝试口服药物以确定耐受性。一个特别令人沮丧的场景是，患者带着严重的帕金森综合征出院，帕金森综合征还会持续几个月。在这种情况下，很少有患者会有动力继续使用长效药物，即使他们的精神病已经得到了控制。

　　帕利哌酮和奥氮平长效针剂的剂量为负荷剂量，从而更快地产生抗精神病作用。

　　较早的长效抗精神病药上市时，人们认识不到多巴胺 D_2 受体阻断剂存在治疗窗[144]。因此，较早的长效制剂（如氟哌啶醇、氟哌替醇）可以在很宽的剂量范围内使用，尽管使用非常高的剂量缺乏相关科学依据。新的长效制剂（如帕利哌酮、阿立哌唑）被批准使用的剂量范围较窄。它们还附以更严格的、一刀切式的初始治疗使用说明，这意味着一些患者必然会出现帕金森综合征和静坐不能。

　　过度用药会导致帕金森综合征和静坐不能。当开始使用强效的抗精神病药，如癸酸氟哌啶醇，需要谨慎选择药物剂量。请务必记住，使用较新的长效抗精神病药时，也会发生这些不良反应。因此，帕利哌酮可能引起帕金森综合征，阿立哌唑长效制剂易诱发静坐不能，这是一种令人特别不快的不良反应[145,146]。

选择药物和剂量时,应掌握完整的病史,特别关注患者以前所用抗精神病药的疗效、曾经是否出现过肌张力障碍、帕金森综合征或静坐不能。应评估药物相互作用的可能性(附录1)。老年人使用长效抗精神病药的起效剂量较低。

3.7.1　氯氮平

氯氮平是治疗难治性精神分裂症的选择药物。氯氮平治疗 6 周后,大约 30% 的难治性患者会有所改善。经过 6 个月的治疗后,60%~70% 曾为难治性的患者将得到改善[147,148]。

要谨慎地区分真正的难治性患者和因治疗依从性差而产生的表面上的难治性患者。根据血浆药物监测结果,大约 40% 转诊到 Maudsley 医院氯氮平专科诊所的难治性患者,实际上是对抗精神病药治疗的依从性差[149]。

- 氯氮平具有特异性的抗自杀作用。大约 5%~10% 的精神分裂症患者最终会自杀死亡。氯氮平治疗显著降低了精神分裂症患者的自杀率[150,151]。
- 氯氮平对减少攻击和暴力行为有特异性作用[148,152]。
- 氯氮平无运动系统不良反应。它可以被用来治疗帕金森病患者的精神病性症状[153]。氯氮平可以有效治疗迟发性运动障碍[154]。

对患者个体进行氯氮平试验性治疗可能是一种挑战,但努力克服困难并找到解决办法是值得的。许多因慢性精神病或精神分裂症阴性综合征而严重致残的患者,因为使用氯氮平治疗,他们的生活得以改观[155]。

在药物治疗起始阶段,需要在早、晚每次给药后,监测血压、心率和体温至少 3 小时。理想情况下,应连续监测至少 28 天。

理想的护理方案是,进行氯氮平初始治疗时,患者最好能住院或住在日间病房,以便于初始治疗时进行治疗监测。但在现代精神科服务机构中,这些资源通常是不可获得的。

可以在社区进行氯氮平的初始治疗,但这对需要管理 20 多名其他患者的社区工作人员提出很高的时间要求[156]。如果可以,家庭治疗小组共享治疗监测的要求可能非常有帮助,特别是对于晚上的药物使用。

一些英国国民医疗服务机构(NHS)信托基金会设立了一个专门的中心服务机构来启动社区治疗。其目标是降低难治性患者接受氯氮平试验性治疗的延迟时间,之前的延迟时间平均达 4 年[157]。

存在最严重残疾的精神分裂症患者,在经过氯氮平治疗后,可以得到明显的康复。然而,这些患者可能存在显著的精神活动紊乱、情感淡漠、贫困和与社会隔离的情况,只有在同时给予一整套的康复支持时,氯氮平治疗才是可行的[158,159]。重要的是让存在最严重残疾的精神分裂症患者具备这些资源。

由于需要做血液学检查,患者可能不愿意使用氯氮平。尽管如此,仍值得在以后的随访中和患者重新讨论。让患者见见那些遭受了多年痛苦、残疾和既往治疗无效,使用氯氮平之后获得益处的人,对患者可能会有帮助。

3.7.2　氯氮平无效的精神病

一部分患者使用了氯氮平充分治疗,血浆药物浓度 >0.35~0.5mg/L,治疗时间 8~10 个月,仍然没有疗效。目前有一些增效策略,但是需要记住,这些证据来自样本相对较小的试验和系列病例报告,而不是来自最权威的Ⅲ期临床试验。

■ 联合使用拉莫三嗪(目标剂量为 200mg/d)。对 5 项为期 10~24 周的随机对照试验进行 meta 分析,共纳入 161 名患者。结果显示拉莫三嗪增效治疗,对阳性和阴性症状均有益处[160]。

■ 联合使用托吡酯。最近对纳入 934 名患者的 16 项随机对照试验进行的 meta 分析表明,辅助性服用托吡酯对患者精神病性症状和减轻体重有效[161]。其不良反应包括注意力集中困难、精神运动迟缓和感觉异常。

■ 联合使用第二种抗精神病药:这是一种相对常用的做法[162,163]。

■ 氯氮平 + 阿立哌唑

一项最近的 meta 分析(n=347)结果提示,联合使用阿立哌唑(8~24 周)有利于对体重、低密度脂蛋白(LDL)和胆固醇水平的控制,并且对精神病性症状有明显的改善趋势;缺点是增加了激越 / 静坐不能的发生率[164]。

■ 氯氮平 + 舒必利

对 3 项随机对照试验的 meta 分析表明,联合使用舒必利可以改善唾液分泌过多和体重增加,其缺点是增加运动障碍和高催乳素血症的发生率。联合使用舒必利对整体状态或复发率无影响[165]。

■ 联合使用美金刚(20mg/d)。2 项小型的随机对照试验为这种方法提供了支持,尽管存在一些不一致的地方。最近的试验(n=52,12 周)发现,联合美金刚对阴性症状而非阳性症状有轻、中度的益处[166]。一项早期试验(n=21,12 周)报告对改善阳性和阴性症状均有益处[167]。

■ 联合使用 ω-3 脂肪酸。一项小规模研究(n=31)报告,联合二十碳五烯酸乙酯(2g/d)对患者甘油三酯水平和精神性症状改善均有益处[168]。

■ 联合使用电休克疗法(ECT)。许多小规模的研究表明,对于氯氮平治疗无效的精神病,ECT 可能是有效且安全的方法[169]。例如,在一项为期 8 周的试验中(n=39),合并使用 ECT 后,以前使用氯氮平无效的患者中,50% 临床症状改善[170]。

如果在整体临床表现中存在情绪症状,可以考虑使用抗抑郁药或心境稳定剂[104]。

3.7.3　氯氮平的不良反应

氯氮平的不良反应可以用 Glasgow 抗精神病药不良反应量表做系统记录[171]。不良反应是氯氮平停药的主要原因,尤其是在治疗开始几个月。临床医生应警惕对不良反应的处理,以尽量减少有可能避免的停药[172]。

氯氮平与代谢不良反应有关,这有时会阻止临床医生开具处方。然而,平均而言,接受氯氮平治疗的精神分裂症患者,其预期寿命要长于接受其他抗精神病药治疗或未接受治疗的患者[173]。

3.7.3.1　镇静作用

氯氮平对组胺 H_1 受体有很高的亲和力,因而具有明显的镇静作用。镇静作用是氯氮平停药最常见的原因[172]。

3.7.3.2　发热

开始使用氯氮平时,约 10%~50% 的患者出现良性、短暂的发热[174]。然而,服用氯氮平的患者出现发热,总是需要调查其原因,因为它可能与中性粒细胞减少 / 粒细胞缺乏症、心肌炎和抗精神病药恶性综合征(NMS)有关。

如果体温 >38℃:检查感染情况,检查全血细胞计数(FBC)、C 反应蛋白(CRP)、肌钙蛋白、肌酸激酶(CK)。排除中性粒细胞减少 / 粒细胞缺乏症、心肌炎和 NMS。缓慢增加对乙酰氨基酚剂量,或暂时停用氯氮平 / 再试用[104,175]。

3.7.3.3　直立性低血压

氯氮平可引起直立性低血压,表现为站立时头晕。其原因是血管上 α_1- 肾上腺素受体被阻断,导致血管张力降低[176]。氯氮平对 α_1- 肾上腺素受体的亲和力明显高于多巴胺 D_2 受体。直立性低血压是治疗早期的特点,通常在治疗数周内产生耐受。年轻患者使用时,小心地逐渐加量,则很少出现这种问题。

3.7.3.4　心动过速

氯氮平可以增加心率(心动过速)。在正常生理情况下,心脏起搏主要通过迷走神经进行紧张性抑制,通过交感神经加快。氯氮平通过阻断迷走神经"制动器"(M_2- 毒蕈碱效应),同时增强交感神经"加速器"(α_2- 肾上腺素受体效应)而引起心动过速[176]。

在逐渐加量过程中,约 25% 的患者出现氯氮平诱发的心动过速[177]。心动过速与加药速度有关[178]。大多数患者在数周内对心动过速产生耐受,但在某些患者中可能持续存在。

使用比索洛尔等心脏选择性 β 受体阻断剂治疗,通常对心动过速非常有效,但同时要注意可能出现低血压[179]。伊伐布雷定是一种可替代的治疗选择[180]。

■ 心动过速也可能是心肌炎的一个症状。

3.7.4　心肌炎:心肌炎症

氯氮平治疗引起心肌炎的风险估值差别很大,从 1/1 000 到 1/30 不等[181]。大多数病例(80%)在使用氯氮平的第一个月出现。心肌炎的风险与剂量无关。指导原则如下[182]。

● 临床表现包括发热、心动过速、胸痛、↑ 呼吸频率(>20 次 /min)、↓ 收缩压(<100mmHg)、↑CRP>100mg/L、↑肌钙蛋白 >2 倍正常上限、嗜酸性粒细胞增多。

● CRP 和肌钙蛋白应在基线时与 ECG 一起评估(也有人建议在基线做超声心动图检查[182],但是人们怀疑它所带来的益处是否超过了相当大的筛查成本[183])。

● CRP 和肌钙蛋白应每周评估,共 28 天。

● 如果患有感染性疾病,心动过速 >120次 /min,心率升高 >30次 /min,CRP 50~100mg/L,或肌钙蛋白升高 <2 倍正常上限:继续使用氯氮平,并每日监测肌钙蛋白和 CRP,直到异常消失。

■ 如果肌钙蛋白升高至 >2 倍正常上限,或 CRP>100mg/L:

● 停止服用氯氮平。

● 咨询心内科医生。

● 超声心动图 +/– 心脏磁共振成像（MRI）。

3.7.5　心肌病:心肌功能受损

心肌病不如心肌炎常见,而且起病较慢,通常在使用氯氮平数月后出现。表现为心力衰竭的症状:呼吸困难和心悸[184]。需要停止氯氮平治疗并转诊给心内科医生。

3.7.6　氯氮平对毒蕈碱 M_1~M_4 乙酰胆碱受体的作用

氯氮平对毒蕈碱乙酰胆碱受体有独特的药理作用。目前存在有说服力的证据表明,激活 M_4 受体与抗精神病作用有关[185]。

在体外实验(分离的细胞)中,氯氮平被证实是 M_1~M_4 受体的部分激动剂[186,187],但人体器官是更复杂的动态系统。基本规律是,如果像迷走神经这样的胆碱能神经正积极与组织进行交流,氯氮平表现为拮抗剂的作用;但在缺乏神经信号的情况下,氯氮平对组织进行长时间的低水平刺激。

3.7.6.1　流涎

作用于 M_3、M_4 和 M_1 受体的胆碱能神经支配唾液腺的分泌[188]。氯氮平能刺激唾液腺（M_3/M_4/M_1）,至少 1/3 的患者会在夜间出现令人讨厌的流口水现象[189]。

抗胆碱能药是常用的治疗方法:服用东莨菪碱片 0.3mg,可以用到一日三次;或者每 72h 使用东莨菪碱贴片 1.5mg;哌仑西平 25~100mg/d;格隆溴铵 1mg b.d.。格隆溴铵只作用于外周胆碱受体,无法通过血 - 脑屏障[104]。

最近的一项试验发现,甲氧氯普胺（胃复安）（10~30mg/d）对 2/3 的患者有效,并且耐受性良好[190]。

3.7.6.2　夜间遗尿症

胆碱能神经通过作用于 M_3 和 M_2 受体支配膀胱的肌肉收缩,而尿道括约肌的肌张力是由肾上腺素能神经作用于 α_1 受体控制[188]。氯氮平能刺激膀胱收缩（M_3/M_2）和尿道括约肌松弛（α_1）。因此,大约 1/5 服用氯氮平的患者发生过夜间尿床的情况。在大多数情况下,遗尿症可以耐受,但这显然是患者感到苦恼的一个源头[191]。

排除糖尿病、尿崩症和夜间癫痫发作。

小样本病例报告支持抗胆碱能药的使用:例如奥昔布宁 5mg 和去氨加压素,但要注意低钠血症[191]。

3.7.6.3　胃肠动力减弱

胆碱能神经通过作用于 M_3 和 M_2 受体刺激胃肠运动[188]。氯氮平在肠道内起拮抗剂的作用,抑制肠道运动。

氯氮平可抑制患者胃肠所有水平上的蠕动,因而存在发生胃轻瘫、窒息、吸入性肺炎、便秘和肠梗阻的风险[192]。

大约 1/3 的患者服用氯氮平后出现便秘,但可能未被发现[193]。

■ 检查并询问便秘的情况（患者自我报告可能不可靠）。治疗方法:刺激性泻药（比沙可啶、番泻叶、picolax、甘油栓剂、多库酯钠)和渗透性泻药(默维可、laxido、乳果糖)[193]。多库酯钠也是一种大便软化剂。

避免使用容积性泻药

- 严重便秘可引起肠梗阻、穿孔和败血症而危及生命[193]。

3.7.7　体重增加及 2 型糖尿病

见第 6.1 节和第 6.2 节。

3.7.8　中性粒细胞减少和粒细胞缺乏症

中性粒细胞减少的定义为外周血中性粒细胞计数 $<1.5 \times 10^9/L$。2.9% 服用氯氮平的患者会出现中性粒细胞减少[194]。

粒细胞缺乏症的定义是外周血中性粒细胞计数 $<0.5 \times 10^9/L$。0.8% 服用氯氮平的患者会出现粒细胞缺乏症。80% 的病例出现在药物使用后 18 周内[194]。

必须要对血液中白细胞和中性粒细胞计数进行监测。前 18 周应每周监测一次,然后每两周监测一次,直到用药满一年,随后每月监测一次。

美国和英国对血液检测结果要求的阈值不同。在美国,患者血液中的中性粒细胞计数至少为 $1.5 \times 10^9/L$ 才能开始使用氯氮平。在英国,白细胞和中性粒细胞计数按照绿色、琥珀色和红色的分类来表示,如表 3-9 所示。

表 3-9　英国氯氮平和中性粒细胞计数指标

	绿色	琥珀色	红色
白细胞计数($\times 10^9/L$)	≥3.5	<3.5	<3.0
中性粒细胞计数($\times 10^9/L$)	≥2.0	<2.0	<1.5
	继续氯氮平治疗	每周两次血液监测,直至符合绿色标准	停药,每天监测血液 监测感染情况 - 住院治疗

3.7.8.1　良性种族性中性粒细胞减少症

许多非洲后裔和来自中东的群体天生就中性粒细胞数量低,不会诱发感染相关的任何后果。这被称为良性种族性中性粒细胞减少症(benign ethnic neutropenia,BEN)[195]。在开始使用氯氮平之前,良性种族性中性粒细胞减少症患者的中性粒细胞计数在风险界限值附近,并持续存在[196]。

良性种族性中性粒细胞减少症患者的琥珀色和红色界限值分别降低了 0.5。这样可以让这些患者得到氯氮平治疗,并减少不必要的血液检查[197]。一些良性种族性中性粒细胞减少症患者通过锂盐治疗来增加白细胞和中性粒细胞计数(Li+ 浓度水平 >0.4 mmol/L),从而可以使用氯氮平治疗。锂盐的这种作用机制尚不清楚,但请注意,锂盐对氯氮平诱发的确切的中性粒细胞减少或粒细胞缺乏无保护作用[196]。

3.7.8.2　重试氯氮平

在出现中性粒细胞减少症发作之后,可能会给患者重新试用氯氮平。然而,从治疗开始就应该先征求精神病学和血液学专家的意见。粒细胞集落刺激因子(GCS-F)可用于刺激骨髓,但是它可能无法防止粒细胞缺乏症。第二次试用氯氮平时,所诱发的中性粒细胞减少症可能出现更快、更严重[196]。

若氯氮平曾经引起粒细胞缺乏症,就不要再尝试氯氮平。

3.7.9　癫痫发作阈值降低

氯氮平与癫痫发作风险增加有关[198]。临床上常用的做法是:当氯氮平剂量超过 600mg/d 时,开始预防性使用抗癫痫药,但对这种做法的依据存在争议[199]。癫痫发作的风险在氯氮平剂量范围内呈线性增加。目前尚没有药物剂量或血药浓度的参考阈值,但是已知氯氮平血药浓度≥1.3mg/L 时,出现癫痫发作的风险非常大。建议进行严密的临床监护,检测血药浓度,警惕药物间相互作用,并及时调整剂量[199]。当二级预防必须使用抗癫痫药物时,可以使用丙戊酸盐和拉莫三嗪;但是,丙戊酸盐会提高体重增加的风险,并且在育龄妇女中禁忌使用[199]。由于有骨髓抑制的危险,应避免使用卡马西平。

双相情感障碍

4.1　双相情感障碍的诊断

在双相情感障碍患者得到正确诊断之前,可能会有大约 5~10 年的延迟,从而遭受很多痛苦[200]。

在反复发作抑郁占主导地位的病史中,轻躁狂症可能会被错过,从而导致错误地诊断为单相抑郁发作,而且患者对于抗抑郁药治疗和心理(谈话)治疗的疗效欠佳。只有做出正确的诊断(双相情感障碍Ⅱ型),才能找到适当的药物治疗[201]。

英国早期干预服务最近有一个趋势,倾向于将躁狂发作归类为包罗万象的、未特定的精神病(ICD10-F29)。未特定精神病这个分类的作用在于,它提供了一个保留的类别,直到更完整的临床图像显现,但其风险是错过了正确的诊断(双相情感障碍Ⅰ型),导致治疗计划中的错误。

双相情感障碍通常是终生的[33]。一刀切的未特定精神病(ICD10-F29)通常伴随着12~18 个月后停止用药的建议,但在双相情感障碍的自然历史中,12~18 个月是一个非常短的时间[202]。这样的药理学建议通常被证明对双相情感障碍患者没有帮助,即使他们最初的恢复可能很好。

药物和酒精滥用在双相情感障碍患者中很常见(终身风险分别为 44% 和 48%),并可能给临床表现蒙上阴影[203,204]。共病成瘾会恶化临床病程,增加自杀风险[205,206]。可卡因、安非他明、甲氧麻黄酮、高效价大麻和合成大麻素会引起急性轻躁狂和躁狂发作。另一方面,在因果关系的相反方向上,轻躁狂和躁狂发作可能会驱使人们追求快乐、冒险或者吸毒。哪个是因,哪个是果,每个人都不一样,需要密切关注临床表现随着时间推移而变化的情况来确定[207]。

双相谱系障碍与边缘性人格障碍都有心境不稳定性。两者间的辨别点是,边缘型人格障碍往往没有明确的发作,冲动是慢性的而不是间歇性的,情绪变化更频繁(烦躁/愤怒而不是抑郁/兴奋),自杀姿态和故意自伤要常见得多。边缘型人格障碍患者难以与人合作。在遗传上,双相情感障碍受到了更多的关注,但是这两种情况都是可遗传的。童年期虐待和忽视也与疾病的严重程度有关,但这在边缘型人格障碍中受到特别强调[208,209]。

4.2 躁狂的治疗

处方应该根据患者的个人因素制订。这些因素包括可能的器质性原因、药物/酒精、身体状况和是否怀孕[210]。如果躁狂发生在双相情感障碍中,那么有必要回顾一下随时间推移的模式、对治疗的依从性和疗效,以及最近治疗方面的任何改变。

注:

- 抗抑郁药可能引发躁狂[211]。
- 躁狂发作时,抗抑郁药应该逐渐减少并停止[212]。
- 突然停用锂盐可能会引发急性躁狂[213]。

在没有药物治疗之前,躁狂可能会持续几个月。镇静催眠药可以提供短暂的平静,但一旦患者醒来,躁狂就会继续。心理(谈话)疗法是不可行的。锂盐是第一种抗躁狂药,大约在 4 天内起效。

躁狂对锂盐、丙戊酸盐、卡马西平和多巴胺 D_2 受体拮抗剂类抗精神病药有反应[212](表4-1)。抗精神病药起效相对较快[214]。

目前,非典型抗精神病药被认为是治疗躁狂的一线药物[214]。添加苯二氮䓬类药物有助于缓解过度活动、烦躁、失眠和兴奋[212]。一定比例的躁狂患者可能对单药治疗没有反应。联合疗法比单一疗法有更强的疗效[212]。

- 抗精神病药 + 丙戊酸盐或锂盐[215,216]
- 抗精神病药 + 丙戊酸盐 + 锂盐[217]

当使用锂盐或丙戊酸盐时,需要监测血浆药物浓度。

- 锂盐可以增加到最高 1.0mmol/L 的血浆水平[212]。
- 丙戊酸盐可增加至最高血浆水平 125mg/L[104]。

对于难治性躁狂,氯氮平是有效的[218~220]。

电休克治疗(ECT)对难治性躁狂有效[221]。

4.3 双相抑郁的治疗

有关双相抑郁的治疗方法是有争议的[33]。人们通常认为用抗抑郁药(即在单相抑郁中开发和测试的药物)治疗效果不好[211]。

单药治疗并不推荐给双相情感障碍 I 型患者,因为它可能会引发约 10%~25% 的患者转为躁狂[33]。5-羟色胺和去甲肾上腺素双重再摄取抑制剂(文拉法辛、度洛西汀、三环类药物)转相的风险最高。合并使用心境稳定剂或抗精神病药可以降低转相的风险[211]。

尽管英国的 NICE 指南中提到了心理(谈话)疗法,但几乎没有证据支持使用心理(谈话)疗法治疗双相情感障碍[222]。

治疗双相抑郁的有效药物已经出现(表 4-1)。最近的试验已经证明以下药物治疗是有效的,其效应值在中等范围内:

- 喹硫平[223]
- 鲁拉西酮[224]
- 奥氮平 + 氟西汀联合[225]

　　拉莫三嗪与喹硫平联合治疗急性双相抑郁有效[226]。拉莫三嗪单药治疗双相抑郁的试验做得不好,误导性地提示其效应值较小。拉莫三嗪在维持治疗阶段特别有用,因为其不良反应很小。拉莫三嗪可降低抑郁复发和再次入院的风险。在转为轻躁狂的风险相对较低的双相Ⅱ型障碍中,拉莫三嗪单药治疗可能特别有用。在英国,与抗抑郁药相比,拉莫三嗪目前使用不足[227]。

　　喹硫平被认为是治疗双相抑郁的一线药物。鲁拉西酮具有类似的疗效,其优点是镇静作用较少,对体重的影响相对较小,但目前价格较高,临床经验积累较少。

　　ECT 对双相抑郁有效。在难治性双相抑郁中,有很高的自杀风险或怀孕的患者,应该考虑 ECT[228]。

4.4　双相情感障碍的维持治疗阶段:预防复发

　　初次发作后,在一生中患者有 10% 的机会能避免复发[229,230]。在一年和三年内,避免复发的机会分别为大约不足 50% 和 30%[231]。复发可以表现为躁狂、抑郁或混合型,以抑郁复发最常见[231]。

　　许多患者多次复发[232]。随着复发次数增多,发作持续时间变长,治疗变得困难,认知障碍可能会出现,自杀率会增加。

　　双相情感障碍患者自杀的风险比普通人群高 20~30 倍。锂盐已被证明能显著降低双相情感障碍患者的自杀率[233,234]。

　　英国精神药理学协会(BAP)指南推荐锂盐作为双相Ⅰ型维持治疗的一线治疗,并告诫患者必须坚持服药,因为迅速停药可能引起躁狂复发[212](表 4-1)。

　　药物维持治疗显著降低了患者复发的机会[235]。

　　大型临床试验表明,抗精神病药和心境稳定剂明显降低了复发率。在 SPaRCLE 试验中[236],两年内随访了 1 200 例患者。在那些随机分配到安慰剂组的患者中,不到 20% 未复发。相比之下,那些被分配到锂盐组或喹硫平组的患者 60% 未复发。

　　一项芬兰研究搜集了有关双相情感障碍 18 000 多例住院患者的随访数据。在 7 年时间里,接受锂盐或抗精神病药治疗的患者的再次住院率较低。在再次住院率方面,长效抗精神病药优于同等口服制剂[237]。

　　在避免复发方面,联合治疗优于单药治疗[238]。一些患者可能更愿意选择联合治疗,因为复发的后果可能非常严重。

　　一项大型试验在两年内追踪了 600 名双相情感障碍患者。将接受单一治疗(锂盐或丙戊酸盐)的患者与接受联合治疗(喹硫平 + 锂盐或丙戊酸盐)的患者进行比较。在两年内,那些被随机分配到单一治疗的患者有 60% 的机会避免了躁狂或抑郁发作。而被分配到联合治疗的患者有 90% 的机会避免躁狂发作,有 80% 的机会避免抑郁发作[239]。

　　恢复时残留的情绪症状预示着容易复发[231]。在现代精神科服务机构中,双相情感障碍患者经常在还有残留症状时就要出院。然后,当病情再次加重时,又迅速重新入院。在出院后的几周内,必须由社区精神科医生或家庭治疗团队定期对患者进行随访,这一点至关重要。躁狂发作可能需要 12 周以上才能完全缓解。

　　恢复稳定后,一系列的心理教育至关重要。理想情况下,随着时间的流逝,患者可以掌握专业知识来管理自己的病情[240]。

通常，双相情感障碍患者从躁狂发作中恢复后，即会恢复自知力[241]。随着健康的恢复，双相情感障碍患者认识到他们在先前的抑郁或躁狂发作中有精神异常。即便如此，许多患者仍难以接受双相情感障碍的诊断，尤其是在早期。可以理解，患者可能不愿依靠药物来控制自己的情绪。患者可能要经历数次发作并造成很多困扰时，才决定采取维持治疗。

患者需要了解在用药和停药时，有关双相情感障碍复发率的准确信息，以便能够对自己的治疗做出明智的决定。

绘制回顾性情绪图谱可以识别出对复发有预测作用的模式。

现在有很多应用程序可以跟踪精力水平、睡眠、情绪和其他心理健康指标[242]，但是建议患者和临床医生在选用哪个应用程序时要谨慎[243]。

失眠和思维节奏加快是常见的复发指标，但躁狂往往会迅速出现以至于丧失了自知力。一些患者在家中备有少量镇静剂，这是有益的。Z-药物或有镇静作用的抗组胺药是达到这一目的的理想药物[244]。

表 4-1　双相情感障碍的药物治疗

药物	机制	优点	缺点
心境稳定剂			
碳酸锂 起始剂量：400mg 每晚 （在老年人中为 200mg） 血浆水平监测见附录 4	↑神经营养信号： AKT 刺激 GSK3β 抑制 肌醇消耗 Na⁺ 通道阻滞剂	对急性躁狂有效； 在减少躁狂复发方面特别有效； 将自杀率降低 80% 以上； 减少抑郁复发	治疗剂量范围狭窄，需要血液监测； 增重、多尿、震颤； 甲状腺和甲状旁腺功能障碍； 突然停药引起的躁狂反弹； 对快速循环效果欠佳

有效的预防通常需要 0.6~0.8mmol/L 的血浆水平。

对躁狂患者血浆水平可高至 1.0mmol/L。

毒性：血浆水平达到 1.5mmol/L。

非甾体抗炎药（NSAID）、血管紧张素转换酶抑制剂（ACE）、利尿剂、类固醇、四环素均可升高血锂水平。

避免脱水。

锂盐和肾衰竭？一般人群中比率为 1/500；使用锂盐者为 1/200。

锂盐没有诱发肾脏恶性肿瘤的风险。

锂盐和胎儿心脏瓣膜异常？一般人群中的比率为 1/20 000；怀孕期间使用锂盐者是 1/（1 000~2 000）

| 丙戊酸盐
起始剂量：500mg/d
常规剂量：
1 000~2 000mg/d
药物相互作用和药代动力学见附录 1
血浆水平监测见附录 4 | ↑DNA 转录：
HDAC 抑制
↑神经营养信号：
GSK3β 抑制
延长 Na⁺ 通道失活时间
？↑GABA 信号传导 | 对急性躁狂有效；
可能会减少躁狂的复发；
可能会减少抑郁的复发；
抗惊厥 | 在维持治疗阶段不如锂盐有效；
增重、震颤、恶心；
致畸 |

续表

药物	机制	优点	缺点
育龄女性禁用,除非条件符合 Prevent——丙戊酸盐使用期间避孕方案。 双相情感障碍患者孕期禁用。 补充叶酸不能保证对神经管缺陷的保护			
拉莫三嗪 起始剂量:25mg/d 2 周 常规剂量:200mg/d 药物相互作用和药物代谢动力学见附录 1 血浆水平监测见附录 4	Na^+ 通道阻断剂 Ca^{2+} 通道阻断剂 ? ↓谷氨酸信号传导	减少抑郁的复发; 双相抑郁; 对体重没有影响; 耐受性好; 抗惊厥	6 周内逐渐增加剂量; 对急性躁狂无效; 对预防躁狂复发无效
皮疹,严重的皮疹包括 Stevens–Johnson 综合征,孕妇中发生率约 1/1 000。 对于孕妇而言,重度先天畸形率相对一般人群无明显增加。 腭裂的风险? 一般人群中为 1/700, 孕期服用拉莫三嗪者为 1/550			
卡马西平 口服 400~1 200mg/d 药物相互作用和药代动力学见附录 1 血浆水平监测见附录 4	延长 Na^+ 通道失活 ? ↑γ- 氨基丁酸信号传导	对急性躁狂有效 (但非一线治疗)	在维持治疗阶段不如锂盐有效 (作为三线治疗); 剂量相关的中枢神经系统不良反应:共济失调、复视,恶心,皮肤过敏反应,白细胞减少症; 多种药物相互作用 (附录 1:部分精神药物的药代动力学); 致畸
孕期避免服用卡马西平,发生神经管缺陷的风险高。 育龄女性不推荐使用。补充叶酸不能保证对神经管缺陷的保护。 卡马西平可导致含有雌激素和 / 或孕酮的口服避孕药失效			
抗精神病药			
阿立哌唑 口服 5~30mg/d	D_2 部分激动剂 $5HT_{2A}$ 拮抗剂 $5HT_{1A}$ 部分激动剂 $5HT_7$ 拮抗剂 $5HT_{2C}$ 部分激动剂 $α_2$ 拮抗剂	对急性躁狂有效; 减少躁狂的复发; 体重增加 0/+; 有长效制剂	静坐不能 恶心 失眠
喹硫平 起始剂量:100mg 口服 150~750mg/d (对于躁狂患者最大剂量是800mg/d)	H_1 拮抗剂 $α_1$ 拮抗剂 高剂量时 D_2 拮抗剂	对双相抑郁有效 对急性躁狂有效 减少躁狂的复发 减少抑郁的复发	镇静 体重增加 ++ 血脂异常 高血糖 直立性低血压

第4章

续表

药物	机制	优点	缺点
去甲喹硫平	$5HT_{2C}$ 拮抗剂 NET 抑制剂 M_1 拮抗剂		
奥氮平 口服 5~20mg/d	H_1 拮抗剂 $5HT_{2A}$ 拮抗剂 $5HT_{2C}$ 反向激动剂 D_2 拮抗剂 M_1-M_5 拮抗剂	对急性躁狂症有效； 奥氮平联合氟西汀治疗对急性抑郁发作有效； 减少躁狂的复发	镇静 体重增加 +++ 血脂异常 高血糖 患 2 型糖尿病的风险（有长效制剂,但尚不能常规使用）
利培酮 起始剂量：2mg 口服 2~16mg/d	$5HT_{2A}$ 反向激动剂 D_2 拮抗剂 $5HT_7$ 拮抗剂 α_1 拮抗剂 $5HT_{2C}$ 反向激动剂 H_1 拮抗剂 α_2 拮抗剂	对急性躁狂有效； 减少躁狂的复发； 有长效制剂	锥体外系反应； 迟发性运动障碍的风险； 高催乳素； 体重增加 + 勃起功能障碍； 直立性低血压
鲁拉西酮 口服 18.5~148mg/d	$5HT_7$ 拮抗剂 D_2 拮抗剂 $5HT_{2A}$ 拮抗剂 α_2 拮抗剂 $5HT_{1A}$ 部分激动剂	对双相抑郁有效； 可能对急性躁狂有效； 可能减少躁狂的复发； 可能减少抑郁的复发； 体重增加 0/+	静坐不能； 镇静
氯氮平 起始剂量：12.5mg 维持剂量：200~450mg/d 最高剂量：900mg/d 根据血浆浓度调整： 目标浓度 >0.35~0.5mg/L（最低浓度）	H_1 拮抗剂 α_1 拮抗剂 $5HT_{2A}$ 拮抗剂 $5HT_{2C}$ 反向激动剂 M_1~M_5 部分激动剂 $5HT_7$ 拮抗剂 大剂量时 D_2 拮抗剂	对难治性躁狂有效	镇静； 体重增加 +++ 血脂异常； 高血糖； 患 2 型糖尿病的风险； 心动过速； 流涎过多； 需要验血； 精神症状反跳； 心肌炎； 便秘
卡利拉嗪 起始剂量：1.5mg/d 目标剂量：3~6mg/d	D_2 部分激动剂 $5HT_{1A}$ 部分激动剂 $5HT_{2A}$ 拮抗剂 H_1 拮抗剂 大剂量时 $5HT_{2C}$ 反向激动剂	对急性躁狂有效； 可能会减少躁狂的复发； 由于卡利拉嗪及其活性代谢物的半衰期很长,所以即使漏服仍能保持药效； 体重增加 0/+	静坐不能； 锥体外系反应； 失眠

续表

药物	机制	优点	缺点
阿塞那平 舌下含服 5~10mg 每日两次	$5HT_{2C}$ 拮抗剂 $5HT_{2A}$ 拮抗剂 $5HT_7$ 拮抗剂 H_1 拮抗剂 H_2 拮抗剂 α_1 拮抗剂 α_2 拮抗剂 D_2 拮抗剂 $5HT_{1A}$ 部分激动剂	对急性躁狂有效; 可能会减少躁狂的复发	镇静; 锥体外系反应; 体重增加 + 口腔感觉迟钝; 直立性低血压
齐拉西酮 20~80mg 每日两次	$5HT_{2A}$ 拮抗剂 $5HT_{2C}$ 部分激动剂 D_2 拮抗剂 $5HT_{1A}$ 部分激动剂 $5HT_7$ 拮抗剂 α_1 拮抗剂 H_1 拮抗剂	对急性躁狂有效; 可能会减少躁狂的复发; 体重增加 0/+	↑ QTc 间期 >20ms; 失眠; 锥体外系反应; 迟发性运动障碍的风险

要点:

D_2 拮抗剂——抗精神病作用、高催乳素、运动系统不良反应。

α_1 拮抗剂——直立性低血压,对创伤后应激障碍(PTSD)的噩梦有效。

α_2 拮抗剂——抗抑郁作用。

去甲肾上腺素转运体(NET)抑制剂(去甲肾上腺素再摄取抑制)——抗抑郁作用。

H_1 拮抗剂——镇静、体重增加。

$5HT_{1A}$ 部分激动剂——抗焦虑作用。

$5HT_{2A}$ 拮抗剂——抗精神病作用?? 抗帕金森综合征? 改善认知??

$5HT_{2C}$ 反向激动剂 / 拮抗剂 - 体重增加。

$5HT_7$ 拮抗剂——抗抑郁作用?

M_1~M_5 部分激动剂 / 拮抗剂——抗帕金森综合征、便秘、尿潴留 / 尿失禁、视物模糊、口干(拮抗剂)、流涎(部分激动剂)、心动过速。

资料来源:PDSP 数据库(美国北卡罗来纳大学)。数据来自电子药品简编(EMC)。

www.medicines.org.uk/emc。

4.5 育龄女性的双相情感障碍

双相情感障碍的复发率在围产期很高,特别是在产后的头几个月[245,246]。对于患有双相 I 型的妇女,妊娠期的维持性药物治疗增加了产后保持健康的机会——从不吃药的 34% 增加至吃药的 77%[247]。

提前计划是可取的,尽管大约一半的怀孕是计划外的[33]。理想情况下,治疗方案应该在怀孕之前讨论和选择。可以讨论治疗和不治疗的风险,并可以比较个别药物的差异。讨论还应包括酒精、烟草、其他物质和叶酸的使用等问题[245]。

许多双相 I 型患者在发现自己怀孕后突然停止服药。然而,停止服药与怀孕期间非常高的复发率有关。那些突然停止治疗的人只有 15% 的机会保持良好,而那些继续接受治疗的人有 63% 的机会保持良好[248]。

处方决策应该基于个性化的风险—收益分析,而不是一刀切的方法[245]。因素包括诊断、疾病严重程度、急性发作模式和对药物的反应[245]。

对于严重精神病病史仅限于产后的妇女,建议在分娩后立即开始预防性治疗[249]。

4.5.1　育龄女性丙戊酸盐和卡马西平的使用

丙戊酸盐现在是育龄女性的禁忌,除非条件符合 Prevent——丙戊酸盐使用期间避孕方案。

- 丙戊酸盐禁用于双相情感障碍妊娠期。
- 避免使用卡马西平。该药导致神经管缺陷和低智商的风险很高[33]。
- 卡马西平可导致含有雌激素和 / 或孕酮的口服避孕药失效。

4.5.2　育龄女性锂盐的使用

目前专家意见认为,锂盐在怀孕期间的好处大于对发育中胎儿的风险。事实上,尽管早期的病例报告仍被错误地引用[33,250],锂盐对胎儿的具体风险还是没有确定下来。一般人群中 Ebstein 心脏瓣膜异常的风险为每 20 000 人中有 1 人,怀孕期间暴露于锂会将该风险增加到 1 000~2 000 人中有 1 人[251]。

更大的风险是产后复发。可能是躁狂或抑郁发作,当在精神病状态下,可能悲剧性地会出现杀婴行为[252]。锂盐对反复躁狂发作明显有效,它对产后疾病也有保护作用。然而,对精神状态的密切监控始终是必须的。

建议在怀孕期间密切监测血锂水平。NICE 建议怀孕期间每 4 周检查一次锂水平,孕 36 周后每周检查一次。(www.nice.org.uk/Guide/cg192)

服用锂盐的妇女应避免母乳喂养,因为对新生儿有毒性风险。

4.5.3　育龄女性拉莫三嗪的使用

目前的专家意见是,拉莫三嗪没有超过一般人群的致畸风险[253]。然而,一篇论文报道了腭裂风险的增加。后来的研究没有重复这一发现。最近一项大规模的研究给出了对腭裂发生率的估计:一般人口比率为每 700 人中有 1 人。母亲妊娠期使用拉莫三嗪的发生率为 1/550(注:组间差异未达统计学意义)[254]。

4.5.4　育龄女性抗精神病药的使用

现有数据表明,抗精神病药在怀孕期间是安全的,并没有高于一般人口的畸胎风险[255]。

NICE 提醒要谨慎使用那些明显增加体重和导致糖尿病风险的抗精神病药。建议进行妊娠糖尿病监测和口服葡萄糖耐量试验。(www.nice.org.uk/Guide/cg192)

与停用抗精神病药组相比,奥氮平和喹硫平使妊娠糖尿病的风险分别增加 1.6 倍和 1.3 倍[256]。

在产后,对于服用镇静性抗精神病药的妇女,应该警告她们在婴儿旁边睡觉的风险。

服用氯氮平的妇女应避免母乳喂养。

第5章

心理治疗在精神病性障碍治疗中的作用

5.1　精神分析见解

20 世纪 70 年代前,经典的精神分析理论一直主导着美国的精神病学领域。然而,自 20 世纪 50 年代,随着精神药理学的兴起,不可避免地发生了改变[257,258]。

精神分析理论认为精神疾病受早年现实的人际交往经验影响,而不只受无意识驱动力影响,这种观点与神经可塑性的现代理念产生共鸣[259]。流行病学研究随后证实,发育过程中的生物—心理—社会逆境容易导致一系列精神疾病,包括精神病性障碍[260,261]。

具有精神分析的意识对精神病性障碍治疗团队非常重要。分析过程中可以帮助他们避免一些常见的错误,例如在与患者交谈过程中,易将以前的精神病性障碍"正常化",并解释为"对压力的正常反应"[262]。

5.2　心理治疗

现代心理治疗,如认知行为疗法(cognitive behavioural therapy,CBT)等,大多聚焦于心理内容的外在表现,而不去深究其无意识的层面。CBT 对治疗中度单相抑郁和焦虑综合征是有效的[263]。

最初的工作表明,CBT 对于高风险的精神状态治疗有益,但最近一篇 meta 分析的结论则为阴性[264,265]。此外,CBT 并不能减少向精神病的转变[266]。

曾有研究者希望 CBT 对精神分裂症的核心症状有效。然而,除了支持性治疗关系有微小的治疗效应之外,CBT 对精神病性症状几乎无任何额外的益处,甚至在设计更好的试验中未观察到治疗获益[267~270]。例如,在最近一项涉及 220 名患者的临床试验中,在精神分裂症的阳性或阴性症状方面,CBT 与常规治疗相比均没有优势[271]。

最近一篇 Cochrane 综述发现,在阳性症状或阴性症状、复发率、再次住院,以及社会功能方面,相比于其他"不太复杂的"心理治疗,CBT 对精神分裂症的治疗没有任何优势[267]。

与常规治疗相比,CBT 不能预防精神分裂症或者双相情感障碍的复发[268,273~275]。对氯氮平治疗无效的精神分裂症,CBT 也无效[276]。

虽然结果令人沮丧,但是 NICE 还是为治疗首次发作精神病患者的社区团队提出了如下目标:应该为所有首次发作的精神病患者提供 CBT 治疗,而且至少 16 次。(www.nice.org.uk/guidance/qs80/resources/psychosis-and-schizophrenia-in-adults-pdf-2098901855941)

心理教育似乎有助于减少双相情感障碍的复发[277]。

家庭干预（family intervention，FI）对减少精神分裂症的复发有效[272,278]。

认知修复疗法（cognitive remediation therapy，CRT）似乎对改善精神分裂症的认知症状具有中等疗效[279]。CRT 也得到了苏格兰院际指南网络的认可（www.sign.ac.uk/pdf/sign131.pdf）。然而，到目前为止，有关认知的改善只限于特定的训练任务，并未推广到其他方面[279]。

阿凡达治疗（一种虚拟现实治疗方法）对于"声音"（指幻听，译者注）显示出较大的前景，但尚处于起步阶段，其疗效有待进一步验证[280,281]。

开放式对话疗法（open dialogue therapy，OD），是一种涉及患者及其家庭的强化谈话治疗，已经吸引了很多支持者[282]。然而，开放式对话疗法的临床试验质量较差，存在偏倚的风险很高，无法得出任何确定性的结论[283,284]。

仍处于发展中的疗法包括：慈悲聚焦疗法（compassion focused therapy，CFT）、接纳与承诺疗法（acceptance and commitment therapy，ACT）、叙事疗法、水平疗法（method of levels therapy，MoL）、元认知疗法和正念治疗。迄今为止，具有结论性的证据都不如 CBT 多[285]。

总的来说，有人质疑（在整个精神病学领域）CBT 是否应该继续主导其他心理疗法，尤其是得出令人失望的结果之后；采取更加多样化的治疗方法是否更可取[286]？

与常规治疗相比，一些以增强药物依从性的心理治疗方法已显示出可降低精神分裂症[122~124]和双相情感障碍[125]的复发率。

第
5
章

第6章

抗精神病药治疗的不良反应

6.1 体重增加

体重增加可能是精神病患者的一个主要问题。患者服用抗精神病药后,在相对较短的时间内体重增加 10kg 以上是很常见的。这些患者很容易对维持治疗能改善他们生活的建议失去信心。

首次服用抗精神病药后,体重增长率最高,而该阶段体重的增长率对今后体重增加情况有预示作用[287,288]。因此,在开始阶段,每周测量体重至关重要。另外,建议患者在服药前进行营养筛查(附录 3)。及时进行基因检测可能有助于预测体重变化[288]。

就体重增加的可能性和程度而言,公认的抗精神病药排序如下[104]。

- 高风险:氯氮平、奥氮平。
- 中风险:喹硫平,氯丙嗪,利培酮,依匹哌唑,伊潘立酮,卡利拉嗪。
- 低风险:氟哌啶醇,三氟拉嗪,氨磺必利,阿立哌唑,鲁拉西酮,阿塞那平,齐拉西酮。

抗精神病药导致体重增加的确切机制尚不清楚,但下丘脑神经元上 H_1 和 $5HT_{2c}$ 受体被强力阻断导致食欲增加已被证实[290]。在下丘脑,5-羟色胺作用于 $5HT_{2c}$ 受体,提供食欲抑制信号。一些抗精神病药不仅能阻断 $5HT_{2c}$ 受体,而且还能充当反向激动剂,切断 $5HT_{2c}$ 抑制食欲的机制。

6.1.1 作用于 $5HT_{2c}$ 受体的抗精神病药

氯氮平、奥氮平和利培酮均为强力 $5HT_{2c}$ 受体反向激动剂。氯氮平对 $5HT_{2c}$ 受体的亲和性强于 D_2 受体,奥氮平对两者的亲和性相同。这意味着在抗精神病药使用剂量范围内,氯氮平和奥氮平不可避免地产生 $5HT_{2c}$ 的反向激动作用。

阿立哌唑是 $5HT_{2c}$ 受体的部分激动剂,这可能解释了为什么阿立哌唑可以对抗氯氮平和奥氮平导致的体重增加。

6.1.2 体重增加和肥胖的管理

腹型肥胖是 2 型糖尿病、血脂异常和心血管疾病的危险因素。

"预防体重增加优于治疗体重增加"。因此,身体健康监测及相应建议应放在治疗初期。这时患者通常年轻、苗条,且与晚年相比,他们更有动力去避免体重增加。

需要定期评估心血管危险因素(附录 3)。

- 吸烟情况、血压、血糖 / 糖化血红蛋白（Hb1Ac）、血脂。
- 对于心血管不良事件，各个风险因素有相加作用。
- 如果合适，建议使用 QRISK2（http://qrisk.org）计算风险，见 7.3 节。

在研究环境中，节食和锻炼是有效的[291,292]。生活方式的调整是每个患者减肥计划的基础[293]。

换用不影响体重的抗精神病药（表 3-7）[294]。

换用不太影响体重的抗精神病药是有效的，但是要注意失眠（去除了 H_1 受体的拮抗作用）或精神症状的反弹。

与安慰剂相比，联用以下药物可使体重平均下降约 2~3kg：阿立哌唑[295]、二甲双胍[296]、托吡酯[297]、奥利司他[298]。

加用胰高血糖素样肽-1（GLP-1）受体激动剂（利拉鲁肽，艾塞那肽）平均可使体重减轻约 2.4~5kg[299]。这类药物的不利之处是需要皮下注射，但是其中一些分子已经开发出了每周一次的制剂。

GLP-1 受体激动剂与发生胰腺炎的可能风险相关[300]。然而，一项随机对照试验的 meta 分析并未发现胰腺炎的风险增加[301]。此外，最近一项涉及 9 000 多名患者的临床试验发现，GLP-1 受体激动剂治疗组与安慰剂组相比，胰腺炎或胰腺癌发病率无显著差异[302]。

6.2　2 型糖尿病

有证据表明，从精神病发病开始，甚至在使用抗精神病药之前，就存在葡萄糖代谢失调。因此，建议从诊断时就考虑糖尿病风险[303]。

表 6-1 显示了糖尿病前期和 2 型糖尿病的检测阈值，以及推荐的管理方法。

体重增加是 2 型糖尿病发病的风险因素。但即使没有体重增加，抗精神病药本身也有诱发 2 型糖尿病的风险。

虽然诱发 2 型糖尿病可能是抗精神病药这类药物共同的不良反应（其部分机制可能是作用于胰腺 D_2 受体），但不同药物之间存在显著差异[304]。

表 6-1　糖尿病的检测阈值

测量指标	2 型糖尿病的高风险	2 型糖尿病
空腹血糖（mmol/L）	5.5~6.9	≥7.0
Hb1Ac（mmol/mol）	42~47（6.0%~6.4%）	≥48（ ≥6.5%）
随机血糖（mmol/L）	—	>11.1
处理方法	改变生活方式 预防性使用二甲双胍	NICE 指南 NG28 改变生活方式 二甲双胍是一线药物
Hb1Ac（mmol/mol）目标	<42（6.0%）	48（6.5%）节食 / 运动或二甲双胍 53（7.0%）磺脲类

使用氯氮平和奥氮平发生 2 型糖尿病的风险最高[305]。一个可能的机制是通过阻断胆碱能 M_3 受体，继而对胰岛素下游信号传导产生不良影响。氯氮平对 M_3 受体的亲和性高于 D_2 受体，这意味着在抗精神病作用的剂量范围内，M_3 的作用是不可避免的。以下是公认的排序[104]：

- 最高风险：氯氮平
- 高风险：奥氮平
- 中风险：喹硫平，利培酮，氯丙嗪
- 低风险：氟哌啶醇，三氟拉嗪
- 最低风险：氨磺必利，阿立哌唑，鲁拉西酮

糖尿病酮症酸中毒（DKA）虽然罕见，但必须警惕其症状和体征，它可以在没有体重增加的情况下发生，并构成需要住院的医疗急症。一些病例报告表明各种抗精神病药都有此可能性，甚至是阿立哌唑[306]。

■ DKA 的特征是严重口渴、排尿过多、恶心 / 呕吐、疲劳、呼吸短促、脱水、呼吸似烂苹果味（酮类）、腹痛、意识模糊，最终昏迷。生化检查显示高血糖、酮血症和尿酮。

未有效控制的 2 型糖尿病是微血管和大血管并发症的危险因素。随着危险因素的积累，心血管不良结局的概率增加。监测要求见附录 3。

如果合适，建议使用 QRISK2（http://qrisk.org）计算风险，见 7.3 节。

在精神病药物治疗过程中对糖尿病前期和 2 型糖尿病的管理

- 按表 3-7 换用抗精神病药，并在 8 周左右复查 Hb1Ac。
- 改变生活方式，包括饮食、体育锻炼和体重管理。
- 遵循 NICE 指南（NG28）。（www.nice.org.uk/guidance/ng28）
- 联系全科医生。
- 设定目标 Hb1Ac。每 3~6 个月测量一次 Hb1Ac。

2 型糖尿病的一线药物治疗是二甲双胍普通剂型[307]。二甲双胍导致低血糖的风险较低。剂量在几周内逐渐增加，以尽量减少胃肠道不良反应。如果存在耐受问题，可以考虑试用二甲双胍缓释片。

- 监测肾功能（肾小球滤过率，eGFR）。

eGFR<45ml/（min·1.73m²）：寻求专家的建议，是否需要减少剂量？

eGFR<30ml/（min·1.73m²）：停用二甲双胍。

- 二甲双胍耐受性差，或使用二甲双胍时 Hb1Ac 升至 >58mmol/L：
○ 请全科医生会诊。
○ 转诊到多学科糖尿病团队。

二、三线治疗包括：

DPP-4i（二肽基肽酶 -4 抑制剂）。

吡格列酮。

SU（磺脲类）。

SGLT-2i（钠 / 葡萄糖联合转运体 -2 抑制剂）。

胰岛素治疗。

- 二、三线治疗需要具备糖尿病专业知识。最好是精神科和糖尿病专业团队合作。

6.3　血脂异常

血脂异常是公认的心血管病的危险因素。抗精神病药可提高血浆总胆固醇、低密度脂蛋白、胆固醇和甘油三酯水平。

肥胖是血脂异常的一个原因。然而，在没有体重增加的情况下，抗精神病药引起的血脂异常也会发生。

奥氮平和氯氮平的风险最高，喹硫平和氯丙嗪风险中等，其他药物为低风险 / 微风险。

6.3.1　精神疾病药物治疗过程中血脂异常的管理

更换抗精神病药（表 3-7）[294]。在 12 周内复查血脂。

- 生活方式的改变包括饮食、体育锻炼和体重管理。
- 遵循 NICE 指南（cg181）。（www.nice.org.uk/guidance/cg181）
- 使用 QRISK2（http://qrisk.org）计算风险。

例外：既往有心血管病、1 型糖尿病、肾脏疾病、家族性高胆固醇血症病史。

QRISK2 等风险评估工具低估了服用抗精神病药患者的心血管风险。

- 与全科医生交流。
- NICE 建议：如果心血管病 10 年发病风险 ≥10%，应给予阿托伐他汀 20mg 作为一级预防。
- 基线时进行全套血脂检查：总胆固醇、高密度脂蛋白（HDL）、低密度脂蛋白和甘油三酯。NICE 建议采集标本时不需禁食。
- 血脂异常的次要原因：糖尿病控制不佳、酗酒、肝病、肾病综合征。
- 如有下列情况，请征询专家意见：

总胆固醇 >7.5mmol/L+ 早发冠心病家族史。家族性的高胆固醇血症？

■ 总胆固醇 >9.0mmol/L 或非 HDL 胆固醇 >7.5mmol/L。

■ 连续两次测试甘油三酯浓度 >10mmol/L，两次测试相隔 5~14 天，第二次测试在禁食条件下进行。

■ 甘油三酯浓度 >4.5mmol/L+ 非 HDL 胆固醇 >7.5mmol/L。

■ 如出现以下情况，请尽快咨询专家：

■ 排除过量饮酒或血糖控制欠佳的情况下，甘油三酯浓度 >20mmol/L。

决定开始使用他汀类药物进行一级预防前，通常需要与患者的家庭医生联系。除了全套血脂测试外，使用前还要检查肝功、肾功、甲状腺功能。

6.4　运动系统不良反应

由于过度阻滞基底节区多巴胺 D_2 受体，许多抗精神病药可引起运动系统不良反应。

作为基底节内正常生理功能的一部分，多巴胺对于精神运动程序的选择、实施和转换至关重要[308]。

此外，在将新的精神运动程序作为习得行为传输到基底节网络时，也需要非常精确的多巴胺信号参与[308,309]。

阻断基底节中的多巴胺信号可引起肌张力障碍、帕金森综合征、静坐不能和迟发性运动障碍(TD),后者是由网络中多巴胺系统的可塑性异常引起的。锥体外系不良反应的特征和处理方案见表6-2。

对多巴胺 D_2 受体有高亲和力的药物更容易引起锥体外系不良反应(表3-1)。

第一代("典型的")抗精神病药为高风险药物,但剂量是关键因素。20世纪90年代中期,PET和SPECT成像研究显示,许多抗精神病药在基底节的治疗窗较窄。达到抗精神病作用必须有足够的 D_2 受体的占有率,此时距离发生锥体外系不良反应就不远了。

早年,高剂量抗精神病药的处方很常见。事实上,第一代药物的上限剂量定得很高,缺少科学性和严谨性。到20世纪90年代中期,大家逐渐明白,增加抗精神病药剂量到治疗窗以上并不能提高疗效,反而增加患者出现锥体外系不良反应的风险[310]。

表6-2 锥体外系不良反应

	肌张力障碍	帕金森综合征	静坐不能	迟发性运动障碍
特征	强烈的肌肉痉挛(眼、颈、舌肌常见)	启动困难,多见于表情肌。震颤(3~5Hz)。肌强直,流涎,思维迟缓	不停运动和内心紧张。常见于肢体肌肉。与自杀想法/行为有关	主要是舌和嘴的异常不自主运动。难以逆转。早期出现静坐不能和帕金森综合征是危险因素
起始或增加剂量后出现的时间	数小时内	几天到几个月	几天内	几个月至几年
抗胆碱能药物	非常有效	有效	无效	无效或加重
处理方案	肌内注射抗胆碱药,之后换用其他抗精神病药	与抑郁症和阴性症状鉴别;降低剂量或更换抗精神病药;口服抗胆碱能药限短期使用	合用SSRI药物?SSRI会导致静坐不能。SSRI可抑制抗精神病药代谢(附录1)降低剂量或更换抗精神病药。联用药物?苯二氮䓬类:限短期使用。普萘洛尔:过量的风险,禁用于哮喘。米氮平:体重增加和镇静	更换抗精神病药喹硫平?氯氮平?丁苯那嗪氘代丁苯那嗪缬苯那嗪耗竭神经膨体中的单胺递质。兼有抗精神病作用,但需要监测抑郁和镇静。吡哆醇(维生素 B_6)银杏叶抗血小板作用,使用抗凝剂/抗血小板药物的患者慎用。氯硝西泮嗜睡

对基底节乙酰胆碱受体亲和力高的药物发生锥体外系不良反应的可能性较低,如甲硫

第
6
章

哒嗪(现已停用)和奥氮平。

一般认为拮抗 $5HT_{2A}$ 受体可以预防锥体外系不良反应,但是许多第一代抗精神病药对 $5HT_{2A}$ 受体有很高的亲和力。而且,加用选择性高的 $5HT_{2A}$ 受体拮抗剂,并未明显减轻强 D_2 受体拮抗剂引起的锥体外系不良反应。

喹硫平和氯氮平对多巴胺 D_2 受体亲和力低,而对毒蕈碱乙酰胆碱受体有相对较高的亲和力。鉴于氯氮平引起锥体外系不良反应的风险极小,可用于治疗原发性帕金森病引起的精神病(但喹硫平的效果则未明确)[311]。新药匹莫色林是 $5HT_{2A}$ 和 $5HT_{2C}$ 受体的反向激动剂,可能对帕金森病伴发的精神病有效[312,313],但是对此还存有争议[314]。

- 利培酮、氨磺必利、齐拉西酮和阿塞那平均可引起锥体外系不良反应。
- 阿立哌唑、卡利拉嗪和鲁拉西酮与静坐不能有关。

6.4.1　迟发性运动障碍

在锥体外系不良反应中,迟发性运动障碍(tardive dyskinesia,TD)可能是最可怕的,因为它很难被逆转,而且明显影响容貌。

早发的锥体外系不良反应是迟发性运动障碍的危险因素。如果出现锥体外系不良反应,提示基底节 D_2 阻断过度,需要调整剂量。

6.4.2　第一代与第二代药物对比

一般认为第二代("非典型")抗精神病药不会导致 TD,但后来研究发现第二代抗精神病药发生 TD 的风险仅略低于第一代(约为 0.7)[315]。

然而,考虑每种药物自身的优点,摒弃典型与非典型的区别可能更有意义[316]。例如,喹硫平和氯氮平引起 TD 的风险很低,TD 患者可以换用。此外,氯氮平可以改善 TD 症状[317,318]。

6.5　高催乳素血症

催乳素是一种垂体激素,其最主要的作用是在分娩后刺激乳腺组织生长和泌乳。在生理状态下,下丘脑多巴胺神经递质抑制催乳素分泌。而抗精神病药可阻断这种抑制信号(D_2 受体效应),导致血液中催乳素水平升高(高催乳素血症)[84]。

高催乳素血症:男性催乳素水平 >424mIU/L(20μg/L);女性 >530mIU/L(25μg/L)。

高催乳素的后果包括:

- 性欲减退。
- 月经失调或停经。
- 乳腺组织生长。
- 泌乳。
- 长期:骨质疏松、增加骨折风险[319]。

英国精神药理学协会(British Association of Psychopharmacology,BAP)建议,在以下情况时避免出现高催乳素血症:

- 骨量未达到峰值的患者(年龄 <25 岁)。

- 有怀孕需求的女性。
- 骨质疏松症患者。
- 有乳腺癌病史的患者。

在处方抗精神病药时，应在用药前和加量后 3 个月检查催乳素水平。在非典型抗精神病药中，氨磺必利、帕利哌酮和利培酮最易引起高催乳素血症。

氨磺必利不易进入大脑，导致血药浓度增高，进而易于进入垂体，容易导致高催乳素血症。

6.5.1　高催乳素血症的处理

如果垂体症状出现在用药前，或催乳素水平 >2 500mIU/L（118μg/L），请咨询内分泌专家以排除垂体腺瘤。

以下选项可供选择：

- 替换抗精神病药（见表 3-4）。
- 联用阿立哌唑。

阿立哌唑是一种高亲和力 D_2 受体部分激动剂，与其他抗精神病药竞争性占据 D_2 受体，但氨磺必利除外。治疗 8 周后，阿立哌唑能使超过 95% 的患者催乳素水平恢复正常[320,321]。

- 若表现为无症状高催乳素血症或非高风险组，可不改变用药。

了解患者的整体情况和既往史，比单纯处理血液检测结果更重要。许多患者病情稳定，没有高催乳素血症的躯体症状，也不属于骨密度方面的高风险组。

需要临床判断获益 - 风险比来决定是否替换为另一种抗精神病药。因为催乳素水平一般需要几个月才能恢复正常，所以有时间来征求内分泌专家的意见。

6.6　性功能方面的不良反应

性功能方面的不良反应经常被忽视或不被提及。精神药物可以影响性欲、性唤起和性高潮。大约 50% 的患者出现性功能障碍[61]。

性功能方面的不良反应不能完全用催乳素的作用来解释。5- 羟色胺、去甲肾上腺素、多巴胺、一氧化氮和乙酰胆碱都参与性功能的中枢和 / 或外周调节[322~324]。例如，抗精神病药可阻断控制性行为的重要中枢内侧视前核中的多巴胺信号[325]。

抗精神病药可以影响性欲、性唤起和性高潮。

引起性功能方面不良反应的可能性（由高至低）[326]：利培酮 > 氟哌啶醇 > 奥氮平 > 喹硫平 > 阿立哌唑。

6.6.1　管理

评估高催乳素血症（第 6.5 节）

是否合用选择性 5- 羟色胺再摄取抑制剂（SSRI）？SSRI 通常延缓性高潮（帕罗西汀最严重）[327]。

考虑更换抗精神病药。

磷酸二酯酶 5 型（PDE5）抑制剂，如西地那非，可有效治疗男性和女性的性唤起障碍[328,329]。

6.7　QTc 间期延长

几种抗精神病药可以阻断心肌细胞上一种名为 hERG 通道（human-ether-a-go-go-related gene）的电压敏感性 K^+ 通道。由于 hERG 通道的结合域较宽泛，因此有不少药物可以与之结合。在药物开发中，hERG 通道是一个重要的拮抗靶点[330]。

在生理状态下，hERG 通道的开放有助于使心肌在短暂的电兴奋后恢复静息电位。hERG 功能受损可延迟心脏复极化，在心电图上表现为 QT 间期延长[331]。hERG 功能丧失性突变约占遗传性长 QT 间期综合征的三分之一[332]。其他的遗传性长 QT 间期可能源于 K^+、Na^+、Ca^{2+} 通道其他类型的突变，或源自为通道提供支架的辅助蛋白的突变[333]。

遗传性长 QT 综合征的患病率不到 1/2 000。

预警特征是运动中昏厥和有 40 岁之前心源性猝死的家族史。

6.7.1　QTc 间期的计算

QT 间期是心室去极化 + 心室复极化的总时间。计算时间从 Q 波开始至 T 波结束[334]。心电图导联之间 QT 间期差异较大[335]。大多数正常参考值范围是基于 II 导联的测量值[336]。

QT 间期还取决于心率快慢。随着心率的增加，QT 间期变短。经心率校正的 QT 间期称为 QTc 间期。心率 60 次 /min 时，QT=QTc。有多种计算 QTc 间期的方法，其中最广为人知的是 Bazett 公式［QTc=QT 间期（ms）/ 心率的平方根（s）[334]］。

Bazett 公式的一个局限性是，它在极限心率时不准确。例如在心率较快（特别是 >85 次 /min）时，出现过长的 QTc 值[337]。还有其他适用于快速心率的计算方法，例如 Fredericia 法，但没有一种方法是完美的[338]。

6.7.2　QTc 的阈值

精确的数值有所不同，但是 QTc 在男性中低于 440ms 和在女性中低于 470ms 被认为是正常的[334]。

QTc 值 >500ms 会增加尖端扭转性室性心动过速的风险。风险呈指数级增长，500ms 时为 1%，600ms 时达 50%[334]。

6.7.3　尖端扭转性室性心动过速

长 QTc 可能是无症状的，但它是心肌异常兴奋和尖端扭转性室性心动过速的危险因素。尖端扭转性室性心动过速通常表现为昏厥和癫痫发作。大多数发作后可恢复为窦性心律，但有些会持续并发展为室颤和心源性猝死。

大多数与药物相关的尖端扭转性室性心动过速发生在具有多种危险因素的患者中：老年患者；心动过缓、既往心肌梗死发作、心力衰竭；肾衰竭；电解质紊乱，低 K^+ 或低 Mg^{2+}。

低 K^+ 或低 Mg^{2+} 可由神经性厌食症、营养不良、慢性酒精中毒、呕吐、腹泻或排 K^+ 利尿剂引起。

可导致 QTc 延长的最新药物清单见 www.crediblemeds.org。被公认的药物包括：

- 抗心律失常药：胺碘酮、索他罗、双吡酰胺、奎尼丁、普鲁卡因胺
- 大环内酯类抗生素：阿奇霉素、克拉霉素、红霉素
- 抗真菌药物：酮康唑、氟康唑
- 抗病毒药物：奈非那韦
- 抗疟药：氯喹，甲氟喹
- 美沙酮
- 某些抗组胺药：特非那定
- 三环类抗抑郁药：丙咪嗪，阿米替林，去甲替林，地昔帕明，度硫平
- 西酞普兰 >40mg/d

6.7.4　抗精神病药和 QTc 延长

高风险（增加 >20ms）：甲硫哒嗪、舍吲哚、匹莫齐特、齐拉西酮和氟哌啶醇（静脉注射）[176]。

甲硫哒嗪、舍吲哚和匹莫齐特对 hERG 通道的亲和力接近于它们对多巴胺 D_2 受体的亲和力，这意味着在有效抗精神病作用的剂量范围内，hERG 可能被阻断。由于担心心律失常和心源性猝死的风险，甲硫哒嗪已被停用，而舍吲哚和匹莫齐特带有黑框警告，而且现在已很少处方[176]。氟哌啶醇静脉注射存在 QT 间期延长和尖端扭转性室性心动过速的重大风险[339]。

对于其他常用的抗精神病药，QTc 间期延长通常只在服用过量、药物代谢受损、存在其他危险因素或抗精神病药与其他可延长 QTc 间期的药物联合使用时才会出现[176]。

- 中风险（增加 7~15ms）：喹硫平和氯丙嗪。
- 低风险（增加 3~10ms）：氯氮平、奥氮平、利培酮、氨磺必利，氟哌啶醇、氟奋乃静、氟哌噻吨、阿立哌唑、帕利培酮、伊潘立酮、阿塞那平。
- 对 QTc 无影响：鲁拉西酮、依匹哌唑、卡利拉嗪。
- 未知：珠氯噻醇，三氟拉嗪。

6.7.5　管理

- QTc 值 >500ms。
- 查找风险因素。
- 检查药物、剂量、合并用药、相互作用。
- 及时与心脏病专家讨论。考虑进行心脏超声检查和 24 小时心电图监测。
- 替换为 QTc 延长风险较低的抗精神病药。

考虑

- 边缘 QTc 值 <500ms。
- 查找风险因素。
- 检查药物、剂量、合并用药、相互作用。
- 与心脏病专家讨论。
- 替换为 QTc 延长风险较低的抗精神病药。
- 如果精神状况的程度需要继续使用氯氮平，应就植入式心律转复除颤器（ICD）的使

第 6 章

用问题与心脏病专家联系。

6.8　抗精神病药恶性综合征

恶性综合征（NMS）是一种罕见，但重要的抗精神病药不良反应。高 D_2 受体亲和力的药物风险最高，特别是在药物剂量迅速增加或减少的情况下[104]。

路易体痴呆患者属于高风险人群，因为其对抗精神病药敏感。其他与 NMS 相关的药物包括：锂盐、三环类抗抑郁药、利血平以及丁苯那嗪或左旋多巴的快速停用。

目前 NMS 的识别率高，治疗及时，其死亡率已经降低。

NMS 临床特征：

- 肌肉痉挛、僵直
- 发热、出汗
- 自主神经不稳定，如血压不稳、精神状态波动；精神错乱、激越、昏迷、代谢性酸中毒

实验室检查特征：

- ↑肌酸激酶（CK）
- ↑白细胞计数
- 肝功能改变

6.8.1　管理

NMS 是一种急症，及时治疗可以挽救生命：

（ⅰ）停用抗精神病药；（ⅱ）监测体温、脉搏和血压；（ⅲ）积极治疗高热（冷却毯 / 冰袋）；（ⅳ）与内科医生讨论转科；（ⅴ）考虑肌内注射劳拉西泮。

在内科病房内：（ⅰ）补液；（ⅱ）必要时进行通气；（ⅲ）药物选择：溴隐丁 + 丹曲林用于 NMS，苯二氮䓬类药物用于镇静。

重新启动抗精神病药治疗：

- NMS 完全缓解后。
- 避免使用高亲和力的 D_2 药物及全部长效制剂。
- 使用低 D_2 亲和力的药物，如喹硫平或氯氮平。
- 低剂量，缓慢加量。
- 密切监测生理和生化指标。

服务机构:特定路径的治疗

7.1 背景

20 世纪 80 年代中期,来自美国的一系列开创性研究表明,急性精神病发作可以在家中得到有效且安全的治疗,从而使患者免于住院[340]。自此,以社区为基础的多学科团队数量激增。在英国,仅仅关注精神病的社区团队已经很普遍。精神病服务机构亦因此被分为针对首次发作患者的和针对慢性患者的,其目的是希望在患者首次发作时,尽早实施一系列强化治疗,从而减少疾病向慢性精神分裂症发展。美国、澳大利亚和英国出现了针对高风险阶段的进一步专业化服务,目的是防止精神病在心理发展中埋下任何隐患。

亚专业化专注于精神病某个特定阶段或层面的多学科专业知识。其不利之处可能是治疗的连续性降低、管理 / 机构的扩张,以及在一个信托基金会(trust)内将患者由一个服务机构转至另一个服务机构存在瓶颈[341]。

在伦敦南部以及 Maudsley NHS 信托基金会,精神病的临床服务机构根据其管理的疾病阶段做出了细分。因此,针对早期干预、促进康复、急需住院治疗的患者以及常规治疗无效的患者,均有不同的团队(http://www.slam.nhs.uk/about-us/clinical-academic-groups/psychosis)。下面我们将介绍如何根据精神病的不同阶段而改变处方。

7.2 精神疾病危险期

在过去的 20 年里,出现了针对精神疾病危险期的专科门诊[342]。在伦敦南部及 Maudsley 信托基金会(South London & Maudsley Trust,SLAM),危险期诊所被称为 OASIS (Outreach & support in South London)。精神疾病危险期有特定的临床诊断标准[343]。现有 3 种亚型:

1. 经历一次精神病发作(持续时间 <1 周),且不经治疗即痊愈的患者;被称为短暂自限的间歇性精神病(brief limited intermittent psychosis,BLIP)。

2. 阳性症状低于阈值("症状轻微")的患者。

3. 一级亲属有精神病家族史 + 社会心理功能衰退至少一年的患者。

4. 在这三种亚型中,BLIP 转变为精神病的风险最高。BLIP 亦被称作急性短暂性精神病性障碍[8,344]。

在精神疾病危险期,共病的发病率很高,尤其是抑郁和焦虑[345,346]。

在 3 年内转为完全的精神病的风险,不同机构不一样,取决于每个机构纳入的人口学性质,从 10% 到 30% 不等。如果一个高危个体发展为精神病,通常会发生在出现了临床症状的 2~3 年内[347,348]。

尽管有报道称,心理干预可能会降低向精神病转变的比例[349~352],但一项有 288 名被试、规模大且严格的研究发现,认知行为治疗并未减少向精神病的转变[265]。

最近的一项网络分析发现,没有证据表明任何具体的干预,包括 CBT,可以防止向精神病的转变[266]。

然而尽管缺乏证据基础,NICE 指南中已将 CBT 推荐为治疗选择之一。(www.nice.org.uk/guidance/CG178)

考虑到该人群对药物不良反应高度敏感以及对病耻感的担忧,抗精神病药治疗不被推荐在这一人群中使用[343]。

建议至少提供 2 年的服务,这大致是转为精神病风险最大的时期[343]。

7.3　早期干预服务机构

早期干预服务利用多学科专业知识,旨在改善早期精神病患者的长期预后。针对精神病症状的药物与强化治疗体系同时应用,目标在于回归社会及疾病康复。它包括个体心理、家庭工作、小组工作、职业支持以及协调员的投入。

延迟接受抗精神病药治疗超过一年的患者,会有更为持久的阳性及阴性症状,并更可能出现功能减退及认知受损[93,353~355]。

研究证据表明,在患病的前几年里,与标准治疗相比,早期干预可以改善临床结局[356~358],且不会明显增加经济成本[359]。目前尚不清楚其临床获益是否能长期维持,不过这可能需提供更长时间的专业化服务,而不是通常提供 1~2 年的服务[360,361]。

7.4　急性期服务机构

在伦敦南部及 Maudsley 信托基金会,急性期服务机构是围绕家庭治疗小组组织的,它可以让处于精神病危机中的患者在家中得到安全的治疗。家庭治疗小组亦可以充当入院治疗的判断者[362]。

复发最常见的原因是停药。家庭治疗小组工作人员在支持患者及其家庭、监督用药、剂量调整、监测进展以及判断风险方面均很熟练。在情况紧急时,苯二氮䓬类药物、非苯二氮䓬类催眠药(z-drugs)以及有镇静作用的抗组胺药均可作为有效的辅助用药短期使用。抗精神病药物口崩片亦有帮助。

一些患者无法在家中治疗,而需要住院治疗。这种情况有各种原因,如不配合家庭治疗小组或风险过大。某些情况下,根据《精神卫生法》强制住院亦有必要。

随着床位的日益减少,病房成为严重激越及高风险患者的短期收容处,而精神病院作为避难所和休息场所的功能逐渐成为历史[363]。

出院后,在回到社区团队之前,许多患者会在家庭治疗小组接受一段时间的照护[364]。这有助于确保当患者回到他们先前的环境和压力之中时临床疗效的维持。

7.5　持续照护服务机构：促进康复

在伦敦南部及 Maudsley 信托基金会，目前的做法是让患者在早期干预小组中待上 3 年[365]。随后，部分患者将会被转介至促进康复服务机构。一般而言，对于已确诊的功能性精神疾病综合征（通常为精神分裂症、分裂性情感障碍及双相情感障碍），这种服务会为患者提供照护。

现有一项举措将精神卫生服务机构由治疗疾病重新定位为促进健康，使用的是积极心理学及个体康复叙事治疗[366,367]。希望借由提供资源来促进健康，从而使个体能够管理其自身的健康[368,369]。

精神分裂症的预后远比过去认为的要好[369,370]。从长期来看，仅 10%~15% 的患者会出现严重的残疾，大多数患者均会有显著的康复，约 20% 的患者可以彻底痊愈。即使是精神分裂症的核心组成部分——阴性症状，也会随着时间的推移而痊愈[371]。

多学科服务团队汇集了社会工作者、职业治疗师、心理师、护士以及精神科医生们，促进患者回归社会，恢复生活质量。

有些患者需要一系列康复治疗才能够恢复。康复治疗可以在指定的病房内或社区中提供。

对于接受康复服务的患者，服药依从性可以预测其良好的结局（离开社区或安置于支持更少的社区）[372]。

随着时间的推移，精神分裂症患者的精神病性症状通常会减弱甚至完全消失。许多患者学会不再被他们的阳性症状支配或是威胁，而且自知力亦会得到恢复。

社区精神卫生小组（community mental healthteams，CMHTs）期望的结局是，患者能够返回至初级保健机构。然而，58% 的患者将在第一年重新转诊，其中 60% 处于危急状态[373]。

第
7
章

第 8 章

治疗结局的评估

医疗系统主要评估两类结局,即患者直接的临床结局,以及医疗服务过程本身。前者如重性精神疾病复发率和再住院率的降低;后者如评估病例数是否达到专业已规定的 ICD-10 各种诊断、血液检测、认知行为治疗的实施、等待时间等目标。

8.1　基于价值的医疗

基于价值的医疗(value-based healthcare,VBH)正逐渐成为分析治疗结局和费用的一种方式,其中患者的直接临床获益比医疗服务过程本身的评估更为重要。

为了衡量价值,就需要将临床收益与所需费用进行比较。临床收益作为分子,而治疗所需总的费用(包括所有的管理/行政开支)作为分母[374]。

基于价值的医疗可提供许多信息[375]。例如,当仅以电子表格的方式比较出某种药物要比另外一种药物贵得多时,便可能做出限制处方这种昂贵药物的轻率决定。然而,若在决定前还考虑一些附加变量,结果则可能发生改变。比如,使用更昂贵的药物或许能减少患者再入院的次数、节约医疗资源、增加医疗服务的价值[376]。

即使在重要的研究型精神科机构中,也很难见到用标准化评定量表来量化临床收益。评定量表虽然无法捕捉到细微的进步,却可以得出一组数据用于追踪变化趋势。

大样本的、可检索的患者电子病历数据库,能够很好地解决许多在临床上未知的问题,并优化医疗服务的价值。

临床总体疗效量表(CGI)和功能大体评定量表(GAF)等量表使用非常简单,能够评估总体变化,是很多出版物都认可的有效研究工具。用于评估症状及不良反应的其他量表见表8-1。CGI和GAF的优点是它们用数字代表了患者好转与否的直观整体感觉(格式塔整体观)。

表 8-1　治疗结局评定量表

量表	内容	特征	下载地址
临床总体疗效评定量表 (clinical global impression, CGI)	评定疾病的严重程度和治疗效果	广泛用于研究 使用简便快捷 3 个条目:严重程度、疗效总评、疗效指数	www.psywellness.com.sg/docs/CGI. pdf

续表

量表	内容	特征	下载地址
功能大体评定量表(global assessment of functioning scale,GAF)	评定心理、职业和社会功能	广泛用于研究 使用简便快捷 1 个条目	https://msu.edu/course/sw/840/stocks/pack/axisv.pdf
阳性与阴性症状量表(positive & negative syndrome scale,PANSS)	评定精神分裂症的症状和体征	广泛用于研究 7 个阳性症状条目 7 个阴性症状条目 16 个一般精神症状条目 对阳性症状的评定简便快捷	http://www.emotionalwellbeing.southcentral.nhs.uk/resources/doc_download/62-panss-positive-and-negative-syndrome-scale-pdf-document
Glasgow 抗精神病药不良反应量表(glasgow anti-psychotic Side-effect scale,GASS)	评定抗精神病药的常见不良反应	使用简便快捷 20 个条目	https://mentalhealthpartnerships.com/resource/glasgow-antipsychotic-side-effect-scale/

8.2　循证医疗管理(evidence-based healthcare management,EBMGT)

医疗管理终于开始采用数学和工程学原理了。人们意识到,在复杂系统中进行决策需要将数学思维与强大的计算机建模相结合[377,378]。

一个复杂的系统往往由很多成分构成。在医疗系统中,针对某个成分做出的决定,可能会以从未预料到的方式影响到其他成分,甚至是整个系统[378-380]。很多时候,一个旨在节约资源的决定,实际上可能会出乎意料地造成资源浪费,从而导致又一轮的草率决策[381]。

管理者 / 领导者应当在做决定之前进行计算机模拟,而不是在数据缺乏的情况下就实行变革。离散事件模拟(discrete event simulation,DES)就是这样一种计算机模拟方法。

与直接在医疗系统中实行变革相比,进行 DES 并从中获取信息以指导变革,显然是更经济且更安全的。

下一代管理者 / 领导者需要具备必要的数学功底,这样才能保证将最多的资源分配到最多的患者手中,同时将管理 / 行政费用降到最低。

医疗服务这类复杂系统的数学建模,能够预测某一部分的改变对系统中的其他部分的影响[382]。通过对系统的深度分析,就能在后续结果的不确定性较低的情况下做出决定[341]。

反馈环路是一个重要的方面,它能够对决策产生的结果进行分析。这就能够保证决策是基于科学方法而做出的,同时也构成了循证管理(evidence-based management,EBMgt)[378]。

一个医疗服务系统,包括其中的管理 / 行政组分,被视为是一个复杂的自适应系统[383,384]。自适应意味着系统能从反馈中学习并随着时间改变,从而不断接近最适宜的配置。由于变量过多,数学建模是引导复杂系统达到最佳配置的唯一可行的方法。

部分精神药物的药代动力学

药物	达峰时间 t_{max}	代谢	活性代谢产物	半衰期 $t_{1/2}$
阿立哌唑	口服:3~5h 速效肌内注射:1~3h	CYP2D6 CYP3A4	脱氢-阿立哌唑	口服阿立哌唑:75h
CYP2D6 或 CYP3A4 弱代谢者,减低剂量 25%~50%,并评估 合用 CYP3A4 或 CYP2D6 抑制剂,减少口服阿立哌唑 50% 合用 CYP3A4 和 CYP2D6 抑制剂,减少口服阿立哌唑 75% 合用 CYP3A4 诱导剂,增加口服阿立哌唑用量,并评估				
氨磺必利	3~4h	绝大部分以药物原型从肾脏排泄	—	12h
注意肾损害 肌酐清除率(CC)30~60ml/min:剂量减少 50% 肌酐清除率(CC)10~30ml/min:剂量减少 2/3 同时服用锂盐可增加氨磺必利的血浆浓度				
喹硫平	1.5h	CYP3A4	去甲喹硫平	6~7h
注意肾脏或肝脏损害 合用 CYP3A4 抑制剂需谨慎 合用 CYP3A4 诱导剂:可能需要更高剂量的喹硫平 去甲喹硫平是去甲肾上腺素再摄取抑制剂				
利培酮	口服:1~2h	CYP2D6	9-羟-利培酮	口服利培酮(及 9-羟-利培酮):24h
肝/肾功能受损的患者,起始及后续的剂量均应减半 利培酮 +9-羟利培酮构成抗精神病药的活性成分				
奥氮平	口服:5~8h 速效肌内注射:15~45min	CYP1A2 CYP2D6 CYP3A4	—	30~38h
肝功能受损患者起始剂量减低 氟伏沙明明显抑制奥氮平的代谢 吸烟可加快奥氮平的清除 奥氮平与丙戊酸盐合用时,更容易出现中性粒细胞减少症 奥氮平与锂盐或丙戊酸盐合用时,会升高体重增加的发生率 速效肌内注射奥氮平:避免在 2h 内合并注射苯二氮䓬类药,因为有可能导致过度镇静和心脏呼吸抑制				

药物	达峰时间 t_{max}	代谢	活性代谢产物	半衰期 t_{1/2}
氯氮平	2.5h	CYP1A2 CYP2D6??	去甲氯氮平	12h

氯氮平的目标血浆浓度 >0.35~0.5mg/L（谷深度）

注意肝 / 肾受损

存在直立性低血压、心动过速的风险，需密切医疗观察，适时调整剂量

必须强制性监测白细胞和血细胞分类计数

监测血药浓度，警惕癫痫发作的风险

不应合用骨髓抑制风险高的药物（如卡马西平）

某些长效制剂存在中性粒细胞减少的风险，而且不能快速撤药，因此不宜合用氯氮平

氟伏沙明（×10）、氟西汀（×2）、帕罗西汀（×2）增加氯氮平的血药浓度

利培酮可增加氯氮平的血药浓度

吸烟可降低氯氮平的血药浓度

鲁拉西酮	1~3h	CYP3A4	Y	20~40h

当与食物同服时，血药浓度比空腹时增加 2~3 倍

注意肝 / 肾功能受损

氟哌啶醇	口服：2~6h 速效肌内注射：20~30min	CYP3A4 CYP2D6	—	14~37h

禁忌与延长 QTc 的药物及排钾利尿药合用

推荐基线心电图检查，尤其是年龄大、有心血管系统疾病或症状 / 体征病史或家族史的患者

注意肝损害

合用 CYP3A4 或 CYPD26 抑制剂，可增加氟哌啶醇的血药浓度，这些药物包括：丁螺环酮、文拉法辛、阿普唑仑、氟伏沙明、氟西汀、舍曲林、帕罗西汀及异丙嗪

合用卡马西平可降低氟哌啶醇血药浓度

氟哌啶醇可增加三环类药物的血药浓度

合用锂盐需谨慎，可能会引起急性意识错乱 + 运动症状

氯丙嗪	口服：1~4h	CYP2D6 CYP1A2	—	23~37h

禁用于肝肾衰竭、肝病活动期、癫痫、心力衰竭、前列腺肥大、嗜铬细胞瘤、重症肌无力、闭角型青光眼

增强其他药物的效应，如中枢神经系统抑制剂、降压药（如 α1 受体拮抗剂、ACE 抑制剂、钙通道阻断剂），以及抗毒蕈碱药

避免与其他可延长 QTc 的药物和排钾利尿剂合用

高剂量氯丙嗪可减少机体对降糖药的应答，合用时需调整降糖药的剂量

合用 CYP1A2 或 CYPD26 抑制剂时，可以增加氯丙嗪的血药浓度

氟哌噻吨	口服：3~6h	?	—	19~36h

慎用于肝 / 肾损伤

避免用于焦虑或兴奋患者，可加重这些症状

避免与延长 QTc 的药物及排钾利尿剂合用

续表

药物	达峰时间 t_{max}	代谢	活性代谢产物	半衰期 t_{1/2}
珠氯噻醇	口服:3~6h 短效肌内注射剂:36h	CYP3A4 CYP2D6	—	20h

慎用于肝损伤
肾衰患者剂量减半

依匹哌唑	口服:4h 10~12d 达稳态	CYP3A4 CYP2D6	—	91h

肝 / 肾功能受损时需调整剂量
中、重度肝肾损伤时,抑郁症患者剂量不超过 2mg/d,精神分裂症患者不超过 3mg/d
CYP2D6 弱代谢:剂量减半
CYP2D6 弱代谢合并 CYP3A4 强抑制:剂量减至 25%
CYP3A4 或 CYP2D6 强抑制:剂量减半
CYP3A4 和 CYP3A4 强抑制:剂量减半
CYP3A4 强诱导剂:在 1~2 周内,将常规剂量翻倍

阿塞那平	舌下含服:1h	CYP1A2	—	24h

慎用于肝损害
禁用于严重肝损害
注意:氟伏沙明可增加阿塞那平的血药浓度
阿塞那平是一种弱 CYP2D6 抑制剂;可使帕罗西汀的血药浓度翻倍

卡利拉嗪	3~6h	CYP3A4 CYP2D6	DCAR DDCAR	卡利拉嗪:24~48h DDCAR:1~3 周

达稳态时间:卡利拉嗪和 DCAR 均为 1~2 周,但 DDCAR 需要 4~8 周、甚至 12 周
第 12 周,DDCAR 的血药浓度可超出卡利拉嗪 4 倍以上
CYP3A4 强抑制剂:剂量减半
CYP3A4 强诱导剂:厂家推荐应避免 CYP3A4 强诱导剂与卡利拉嗪合用

伊潘立酮	2~4h	CYP3A4 CYP2D6	+	18h

中度肝损害需调整剂量
CYP2D6 弱代谢:剂量减半
CYP3A4 和 / 或 CYP2D6 强抑制剂:剂量减半

齐拉西酮	4~5h	CYP3A4		单次给药:4~5h 重复给药:9~10h

食物可增强其吸收
避免与其他延长 QTc 的药物及排钾利尿剂合用

碳酸锂(缓 释剂)	2h	肾脏排泄	—	18~36h

禁用于严重肾功能不全患者
轻、中度肾功能不全:密切监测血锂浓度

续表

药物	达峰时间 t_{max}	代谢	活性代谢产物	半衰期 $t_{1/2}$

- 中毒：血锂浓度 1.5mmol/L
- 非甾体抗炎药、ACE 抑制剂、利尿剂、甾体类抗炎药、四环素类药物可增加血锂浓度
- 避免脱水

与抗精神病药（尤其是高剂量氟哌啶醇）合用需谨慎；容易引起急性意识错乱及运动症状

慎与 5-HT 能抗抑郁药合用，以免引起 5-HT 综合征

慎与钙离子通道拮抗剂合用，易引起急性意识混乱及小脑症状

慎与卡马西平合用，易引起急性意识混乱与小脑症状

| 丙戊酸钠 | 3~5h | - 葡萄糖醛酸化
- 线粒体氧化
-CYP2C9,CYP2A6 | — | 8~20h
14h |

禁用于患有活动性肝病、严重肝功受损、药物相关性肝损害和卟啉症病史或家族史的患者

丙戊酸盐对其他药物的影响：

丙戊酸盐可降低拉莫三嗪的代谢，具有拉莫三嗪中毒的潜在风险（见下文）

丙戊酸盐可降低齐多夫定的代谢，具有齐多夫定中毒的潜在风险

丙戊酸盐可置换血浆中的华法林，需监测 PTT

其他药物对丙戊酸盐的影响：

卡马西平、甲氟喹、氯喹、碳青霉烯类抗生素、利福平可以降低丙戊酸盐的血药浓度

阿司匹林可置换与血浆蛋白结合的丙戊酸盐，增加其血药浓度

丙戊酸盐 + 托吡酯，可能导致脑病及高血氨症

| 拉莫三嗪 | 2.5h | - 葡萄糖醛酸化 | — | 33h（14~103h） |

肾损伤患者慎用

降低拉莫三嗪起始剂量、加量速度和维持剂量

丙戊酸盐可降低拉莫三嗪的代谢，合用时存在拉莫三嗪中毒的潜在风险。可将拉莫三嗪的起始剂量、加量速度均降低 50%。如在开始治疗的 14d 内，拉莫三嗪 25mg 隔日口服

卡马西平、利福平、洛匹那韦 / 利托那韦可增加拉莫三嗪的代谢，合用时应增加拉莫三嗪的起始剂量和加量速度。在开始治疗的 14d，给予拉莫三嗪 50mg/d 口服

激素类避孕药，包括炔雌醇 / 左炔诺孕酮，可增加拉莫三嗪的清除率至 2 倍。与该类药合用时，拉莫三嗪加量后，可能需要较高的维持剂量

| 卡马西平 | 12h
24h（缓释剂） | -CYP3A4
- 环氧水解酶 | 卡马西平 10,11-
环氧化物 | 16~24h |

禁用于：房室传导阻断、骨髓抑制病史、肝卟啉病

禁止卡马西平 +MAOI。需要 14d（先用卡马西平者）/7d（先用 MAOI 者）的 MAOI 洗脱期

避免氯氮平 + 卡马西平，可增加发生粒细胞减少症的风险

卡马西平是 CYP3A4 以及其他 Ⅰ 相和 Ⅱ 相肝脏代谢酶系统的强诱导剂

重复给药时，卡马西平会诱导自身代谢

卡马西平对其他药物的影响：

　　卡马西平可以导致含有雌二醇和 / 或孕酮的口服避孕药失效

　　卡马西平可降低下列药物的血药浓度，并导致其治疗失败：丁丙诺啡、美沙酮、华法林、安非他酮、西酞普兰、舍曲林、曲唑酮、丙咪嗪、阿米替林、去甲替林、氯米帕明、左甲状腺素、拉莫三嗪、丙戊酸盐、氟哌啶醇、奥氮平、喹硫平、利培酮、阿立哌唑、帕利哌酮、阿普唑仑、蛋白酶抑制剂、茶碱、二氢吡啶、地高辛、他汀类、伊伐布雷定、类固醇、免疫抑制剂

续表

药物	达峰时间 t_{max}	代谢	活性代谢产物	半衰期 $t_{1/2}$

其他药物对卡马西平的影响：

　　CYP3A4 的诱导剂和抑制剂,分别可以降低和增加卡马西平的血药浓度

　　下列药物可增加卡马西平的血药浓度:氟西汀、氟伏沙明、帕罗西汀、曲唑酮、氯雷他定、奥氮平、利托那韦、地尔硫䓬

　　具有卡马西平中毒的潜在风险:小脑症状 / 体征、复视、困倦

　　下列药物可增加卡马西平的血药浓度:圣约翰草、莫达非尼、异维 A 酸、茶碱、氨茶碱

特殊的相互作用：

　　利尿剂 + 卡马西平,具有低钠血症的潜在风险

　　抗精神病药或者锂盐 + 卡马西平,具有神经毒性的潜在风险

CYP2D6 *抑制剂* 氟西汀、帕罗西汀、安非他酮、度洛西汀 异丙嗪 奎尼丁 利托那韦	CYP2D6 *弱诱导剂* 卡马西平 利福平
CYP3A4 *抑制剂* 氟西汀、帕罗西汀 红霉素、克拉霉素 酮康唑、伊曲康唑 利托那韦 西柚汁	CYP3A4 *诱导剂* 卡马西平、苯妥英 圣约翰草 莫达非尼
CYP1A2 *抑制剂* 氟伏沙明 环丙沙星 维拉帕米 红霉素 咖啡因	CYP1A2 *诱导剂* 烟草 莫达非尼 苯妥英 奥美拉唑 利福平

来源:数据来自电子药学纲要(EMC)。https://www.medicines.org.uk/emc/。

附 录 2

代谢综合征

测量指标	参考值
腰围	男性≥94cm,37 英寸;女性≥80cm,31.5 英寸
高密度脂蛋白(HDL)	男性 <1.03mmol/L;女性 <1.29mmol/L
甘油三酯	≥1.7mmol/L
血糖调节异常	>5.5mmol/L(空腹血糖)
血压	≥130/85mmHg

腰围 + 另外两个指标 = 代谢综合征。

服用抗精神病药患者的躯体健康监测

测量指标	基线	起始阶段	3 个月阶段	每 6 个月一次	每年一次
体重	×	每周一次,持续 6 周		×	

基线时营养风险筛查
关于心脏保护性饮食的建议和信息可以选择 NHS 网站:http://www.nhs.uk/Livewell/healthy-eating/Pages/Healthyeating.aspx
转诊给营养师
锻炼。成人健身指南可以选择 NHS 网站:http://www.nhs.uk/Livewell/fitness/Pages/physical-activity-guidelines-for-adults.aspx

腰围	×		×		×
吸烟状态	×				×

应该考虑将尼古丁替代疗法作为一线药物治疗。尼古丁有多种制剂,而且所有给药途径均可缓解戒断症状,提高戒烟率。给药剂量应根据对尼古丁依赖的程度而不同。同时使用长效制剂(例如贴剂)和间歇性短效制剂(例如喷雾)效果更佳,而且疗程可持续 8~12 周[385]
二线药物:伐尼克兰,安非他酮

糖尿病筛查 ■ 空腹血糖 ■ 糖化血红蛋白	×	氯氮平或奥氮平治疗时,每月一次,持续 3 个月	×		×
血脂	×		×		×
血压 / 脉搏	×		×		×
体温	×		×		×
全面体检	×				×
锥体外系体征,尤其是 ■ 高效价 D_2 药物	×	每周一次,持续 6 周	×		
ECG: ■ 住院患者 ■ 心血管系统疾病个人史或家族史 ■ 长 QTc 的风险因素 ■ 高血压 ■ 氟哌啶醇、氯氮平	×				×

续表

测量指标	基线	起始阶段	3个月阶段	每6个月一次	每年一次
尿素氮和电解质,空腹血糖,肝功能测试	×				×
肌酸激酶,催乳素	×				

附录4

服用心境稳定剂患者的躯体健康监测

药物	血药浓度	基线检测	后续检测
碳酸锂	开始服用或剂量改变后 3~5d 服药后 12h 取血 目标（mmol/L）： ■ 维持期 0.6~0.8 ■ 躁狂发作可到 1.2	■ 肾功能 ■ Ca^{2+} ■ 甲状腺功能 ■ 空腹血糖 ■ 体重 ■ ECG：如果有心血管疾病史或风险者 ■ 体重	每 3 个月复查： ■ 血锂浓度 每 6 个月复查： ■ 甲状腺功能 ■ 肾功能 ■ Ca^{2+} ■ 体重

轻 / 中度肾功能不全：监测血锂浓度
■ 中毒：血锂浓度 1.5mmol/L
■ 非类固醇抗炎药、ACE 抑制剂、利尿剂、类固醇、四环素可以增加血锂浓度
■ 避免脱水
见药物相互作用,附录

药物	血药浓度	基线检测	后续检测
丙戊酸盐	根据疗效和耐受性,逐渐增加剂量。 波谷取血 目标（mg/L）： ■ 维持期 50~100 ■ 躁狂发作 125	■ 空腹血糖 ■ 肝功能测定 ■ 凝血酶原比率	每 3 个月复查： ■ 体重 每 6 个月复查： ■ 空腹血糖 ■ 肝功能测定 ■ 凝血酶原比率

在治疗起始阶段,常见暂时性转氨酶升高
凝血酶原比率下降：停药。联系内科医生
恶心 / 呕吐、急性腹痛。需要测定血清淀粉酶
见药物相互作用,附录

药物	血药浓度	基线检测	后续检测
拉莫三嗪	目标（mg/L）： ■ 未确定	无	无

见药物相互作用,附录

药物	血药浓度	基线检测	后续检测
卡马西平	开始服用或剂量改变后 14d 后	■ 空腹血糖 ■ 肝功能	每 6 个月复查： ■ 卡马西平血药浓度

续表

药物	血药浓度	基线检测	后续检测
卡马西平	波谷取血 目标（mg/L）： 癫痫 4~12mg/L 双相 >7mg/L（？）	■ 肾功能 ■ 体重	■ 空腹血糖 ■ 肝功能 ■ 肾功能 ■ 体重

由于转氨酶诱导作用，GGT、ALP 可增加；但并不是停药指征

中国汉族，泰国、菲律宾、马来西亚裔，可检测 HLA–B–*1502 等位基因，携带者患 Stevens–Johnson 综合征的风险高

先前存在肾脏疾病或者药源性低钠血症（如利尿剂）的患者，注意监测血钠水平

见药物相互作用，附录

1. Turner, J., Hayward, R., Angel, K. et al. (2015). The history of mental health services in modern England: practitioner memories and the direction of future research. Med. Hist. 59 (4): 599–624.

2. Wing, J.K., Cooper, J.E., and Sartorius, N. (1974). Measurement and Classification of Psychiatric Symptoms; An Instruction Manual for the PSE and Catego Program. Cambridge University Press.

3. Ayesa-Arriola, R., Moríñigo, J.D.L., David, A.S. et al. (2014). Lack of insight 3 years after first-episode psychosis: an unchangeable illness trait determined from first presentation? Schizophr. Res. 157 (1–3): 271–277.

4. David, A., Fleminger, S., Kopelman, M. et al. (2016). *Wiley: Lishman's Organic Psychiatry: A Textbook of Neuropsychiatry*, 4e. Available from: http://eu.wiley.com/WileyCDA/WileyTitle/productCd‐0470675071.html.

5. Murray, R.M., Paparelli, A., Morrison, P.D. et al. (2013). What can we learn about schizophrenia from studying the human model, drug-induced psychosis? Am. J. Med. Genet. B Neuropsychiatr. Genet. 162B (7): 661–670.

6. Tulloch, A.D., Frayn, E., Craig, T.K.J., and Nicholson, T.R.J. (2012). Khat use among Somali mental health service users in South London. Soc. Psychiatry Psychiatr. Epidemiol. 47 (10): 1649–1656.

7. Engstrom, E.J. (2004). Clinical Psychiatry in Imperial Germany: A History of Psychiatric Practice. Ithaca, NY: Cornell University Press. 9780801441950 p. (Cornell Studies in the History of Psychiatry).

8. Fusar-Poli, P., Cappucciati, M., Bonoldi, I. et al. (2016). Prognosis of brief psychotic episodes: a meta-analysis. JAMA Psychiatry 73 (3): 211–220.

9. Pearse, L.J., Dibben, C., Ziauddeen, H. et al. (2014). A study of psychotic symptoms in borderline personality disorder. J. Nerv. Ment. Dis. 202 (5): 368–371.

10. Merrett, Z., Rossell, S.L., and Castle, D.J. (2016). Comparing the experience of voices in borderline personality disorder with the experience of voices in a psychotic disorder: a systematic review. Aust. N.Z.J. Psychiatry 50 (7): 640–648.

11. Oliva, F., Dalmotto, M., Pirfo, E. et al. (2014). A comparison of thought and perception disorders in borderline personality disorder and schizophrenia: psychotic experiences as a reaction to impaired social functioning. BMC Psychiatry 14: 239.

12. Stefanis, N.C., Hanssen, M., Smirnis, N.K. et al. (2002). Evidence that three dimensions of psychosis have a distribution in the general population. Psychol. Med. 32 (2): 347–358.

13. Schlier, B., Scheunemann, J., and Lincoln, T.M. (2016). Continuum beliefs about psychotic symptoms are a valid, unidimensional construct: construction and validation of a revised continuum beliefs questionnaire. Psychiatry Res. 241: 147–153.

14. Linscott, R.J. and van Os, J. (2013). An updated and conservative systematic review and meta‐analysis of epidemiological evidence on psychotic experiences in children and adults: on the pathway from proneness to persistence to dimensional expression across mental disorders. Psychol. Med. 43 (6): 1133–1149.

15. van Os, J. and Murray, R.M. (2013). Can we identify and treat "schizophrenia light" to prevent true psychotic illness? BMJ 346: f304.

16. Pedrosa, D.J., Geyer, C., Klosterkötter, J. et al. (2012). Anti-NMDA receptor encephalitis: a neurological and psychiatric emergency. Fortschr. Neurol. Psychiatr. 80 (1): 29–35.

17. Craddock, N., Antebi, D., Attenburrow, M.-J. et al. (2008). Wake-up call for British psychiatry. Br. J. Psychiatry 193 (1): 6–9.

18. Queirazza, F., Semple, D.M., and Lawrie, S.M. (2014). Transition to schizophrenia in acute and transient psychotic disorders. Br. J. Psychiatry 204: 299–305.

19. Andreasen, N.C. and Carpenter, W.T. (1993). Diagnosis and classification of schizophrenia. Schizophr. Bull. 19 (2): 199–214.

20. Bleuler, E. (1911). Dementia praecox oder Gruppe der Schizophrenien, Handbuch der Psychiatrie. Leipzig: Deuticke [cited 2016 Jul 26]; Available from: http://ci.nii.ac.jp/naid/10014515664.

Advanced Prescribing in Psychosis, First Edition. Paul Morrison, David M. Taylor and Phillip McGuire.
© 2020 John Wiley & Sons Ltd. Published 2020 by John Wiley & Sons Ltd.

21. Kraepelin, E. (1896). Psychiatrie: ein Lehrbuch für Studirende und Aerzte (5e Auflage)/von Dr. Emil Kraepelin. Leipzig: Barth [cited 2016 Jul 26]. Available from: http://gallica.bnf.fr/ark:/12148/bpt6k76636h.

22. Kendler, K.S. (2016). The nature of psychiatric disorders. World Psychiatry 15 (1): 5–12.

23. Lasalvia, A., Penta, E., Sartorius, N., and Henderson, S. (2015). Should the label "schizophrenia" be abandoned? Schizophr. Res. 162 (1–3): 276–284.

24. van Os, J. (2016). "Schizophrenia" does not exist. BMJ 352: i375.

25. Jäger, M., Bottlender, R., Strauss, A., and Möller, H.-J. (2003). On the descriptive validity of ICD-10 schizophrenia: empirical analyses in the spectrum of non-affective functional psychoses. Psychopathology 36 (3): 152–159.

26. Carpenter, W.T., Arango, C., Buchanan, R.W., and Kirkpatrick, B. (1999). Deficit psychopathology and a paradigm shift in schizophrenia research. Biol. Psychiatry 46 (3): 352–360.

27. Malaspina, D., Walsh-Messinger, J., Gaebel, W. et al. (2014). Negative symptoms, past and present: a historical perspective and moving to DSM-5. Eur. Neuropsychopharmacol. 24 (5): 710–724.

28. Aleman, A., Lincoln, T.M., Bruggeman, R. et al. (2016). Treatment of negative symptoms: where do we stand, and where do we go? Schizophr. Res. 186: 55–62.

29. Patel, R., Jayatilleke, N., Broadbent, M. et al. (2015). Negative symptoms in schizophrenia: a study in a large clinical sample of patients using a novel automated method. BMJ Open 5 (9): e007619.

30. Forster, R. (2000). Many faces of deinstitutionalization – sociological interpretation. Psychiatr. Prax. 27 (Suppl 2): S39–S43.

31. Lamb, H.R. (1998). Deinstitutionalization at the beginning of the new millennium. Harv. Rev. Psychiatry 6 (1): 1–10.

32. de Leon, J. (2014). Paradoxes of US psychopharmacology practice in 2013: undertreatment of severe mental illness and overtreatment of minor psychiatric problems. J. Clin. Psychopharmacol. 34 (5): 545–548.

33. Grande, I., Berk, M., Birmaher, B., and Vieta, E. (2016). Bipolar disorder. Lancet 387 (10027): 1561–1572.

34. de Assis da Silva, R., Mograbi, D.C., Silveira, L.A.S. et al. (2013). Mood self-assessment in bipolar disorder: a comparison between patients in mania, depression, and euthymia. Trends Psychiatry Psychother. 35 (2): 141–145.

35. Ramachandran, A.S., Ramanathan, R., Praharaj, S.K. et al. (2016). A cross-sectional, comparative study of insight in schizophrenia and bipolar patients in remission. Indian J. Psychol. Med. 38 (3): 207–212.

36. Angst, J., Gamma, A., Bowden, C.L. et al. (2013). Evidence-based definitions of bipolar-I and bipolar-II disorders among 5,635 patients with major depressive episodes in the Bridge Study: validity and comorbidity. Eur. Arch. Psychiatry Clin. Neurosci. 263 (8): 663–673.

37. Angst, J., Ajdacic-Gross, V., and Rössler, W. (2015). Classification of mood disorders. Psychiatr. Pol. 49 (4): 663–671.

38. Murray, R.M., Morrison, P.D., Henquet, C., and Di Forti, M. (2007). Cannabis, the mind and society: the hash realities. Nat. Rev. Neurosci. 8 (11): 885–895.

39. Di Forti, M., Marconi, A., Carra, E. et al. (2015). Proportion of patients in south London with first-episode psychosis attributable to use of high potency cannabis: a case-control study. Lancet Psychiatry 2 (3): 233–238.

40. Englund, A., Morrison, P.D., Nottage, J. et al. (2013). Cannabidiol inhibits THC-elicited paranoid symptoms and hippocampal-dependent memory impairment. J. Psychopharmacol (Oxford). 27 (1): 19–27.

41. McGuire, P., Robson, P., Cubala, W.J. et al. (2018). Cannabidiol (CBD) as an adjunctive therapy in schizophrenia: a multicenter randomized controlled trial. Am. J. Psychiatry 175 (3): 225–231.

42. Morrison, P.D., Zois, V., McKeown, D.A. et al. (2009). The acute effects of synthetic intravenous Delta9-tetrahydrocannabinol on psychosis, mood and cognitive functioning. Psychol. Med. 39 (10): 1607–1616.

43. Arendt, M., Rosenberg, R., Foldager, L. et al. (2005). Cannabis-induced psychosis and subsequent schizophrenia-spectrum disorders: follow-up study of 535 incident cases. Br. J. Psychiatry 187: 510–515.

44. Niemi-Pynttäri, J.A., Sund, R., Putkonen, H. et al. (2013). Substance-induced psychoses converting into schizophrenia: a register-based study of 18,478 Finnish inpatient cases. J. Clin. Psychiatry 74 (1): e94–e99.

45. Nia, A.B., Medrano, B., Perkel, C. et al. (2016). Psychiatric comorbidity associated with synthetic cannabinoid use compared to cannabis. J. Psychopharmacol. (Oxford).

46. Tracy, D.K., Wood, D.M., and Baumeister, D. (2017). Novel psychoactive substances: types, mechanisms of action, and effects. BMJ 356: i6848.

47. Ralphs, R., Williams, L., Askew, R., and Norton, A. (2017). Adding spice to the porridge: the development of a synthetic cannabinoid market in an English prison. Int. J. Drug Policy 40: 57–69.

48. Allsop, D.J., Copeland, J., Norberg, M.M. et al. (2012 [cited 2016 Jul 26];). Quantifying the clinical significance of cannabis withdrawal. PLoS One 7 (9) Available from: http://www.ncbi.nlm.nih.gov/pmc/articles/PMC3458862/.

49. Wilkinson, S.T., Yarnell, S., Radhakrishnan, R. et al. (2016). Marijuana legalization: impact on physicians and public health. Annu. Rev. Med. 67: 453–466.

50. López-Muñoz, F., Bhatara, V.S., Alamo, C., and Cuenca, E. (2004). Historical approach to reserpine discovery and its introduction in psychiatry. Actas Esp. Psiquiatr. 32 (6): 387–395.

51. Elkes, J. (1995). Psychopharmacology: finding one's way. Neuropsychopharmacology 12 (2): 93–111.

52. Schou, M. (1997). Forty years of lithium treatment. Arch. Gen. Psychiatry 54 (1): 9–13; discussion 14–15.

53. Ackner, B., Harris, A., and Oldham, A.J. (1957). Insulin treatment of schizophrenia; a controlled study. Lancet 272 (6969): 607–611.

54. Lester, H. and Glasby, J. (2006). Mental Health: Policy and Practice, 256. Basingstoke, England; New York: Palgrave Macmillan.

55. Winkler, P., Barrett, B., McCrone, P. et al. (2016). Deinstitutionalised patients, homelessness and imprisonment: systematic review. Br. J. Psychiatry 208 (5): 421–428.

56. Harrison, P.J., Baldwin, D.S., Barnes, T.R.E. et al. (2011). No psychiatry without psychopharmacology. Br. J. Psychiatry 199 (4): 263–265.

57. Patterson, T.L. and Leeuwenkamp, O.R. (2008). Adjunctive psychosocial therapies for the treatment of schizophrenia. Schizophr. Res. 100 (1–3): 108–119.

58. Leucht, S., Cipriani, A., Spineli, L. et al. (2013). Comparative efficacy and tolerability of 15 antipsychotic drugs in schizophrenia: a multiple-treatments meta-analysis. Lancet 382 (9896): 951–962.

59. Kapur, S. and Remington, G. (2001). Dopamine D(2) receptors and their role in atypical antipsychotic action: still necessary and may even be sufficient. Biol. Psychiatry 50 (11): 873–883.

60. Nur, S. and Adams, C.E. (2016). Chlorpromazine versus reserpine for schizophrenia. Cochrane Database Syst. Rev. 4 (Art. No.: CD012122). doi: https://doi.org/10.1002/14651858.CD012122.pub2.

61. Young, S.L., Taylor, M., and Lawrie, S.M. (2015). "First do no harm." A systematic review of the prevalence and management of antipsychotic adverse effects. J. Psychopharmacol (Oxford). 29 (4): 353–362.

62. Lambert, M., Conus, P., Eide, P. et al. (2004). Impact of present and past antipsychotic side effects on attitude toward typical antipsychotic treatment and adherence. Eur. Psychiatry 19 (7): 415–422.

63. Fleischhacker, W.W., Meise, U., Günther, V., and Kurz, M. (1994). Compliance with antipsychotic drug treatment: influence of side effects. Acta Psychiatr. Scand. 382: 11–15.

64. Carpenter, W.T. (1996). Maintenance therapy of persons with schizophrenia. J. Clin. Psychiatry 57 (Suppl 9): 10–18.

65. Caseiro, O., Pérez-Iglesias, R., Mata, I. et al. (2012). Predicting relapse after a first episode of non-affective psychosis: a three-year follow-up study. J. Psychiatr. Res. 46 (8): 1099–1105.

66. Cesuroglu, T., Syurina, E., Feron, F., and Krumeich, A. (2016). Other side of the coin for personalised medicine and healthcare: content analysis of "personalised" practices in the literature. BMJ Open 6 (7): e010243.

67. Montgomery, S.A., Locklear, J.C., Svedsäter, H., and Eriksson, H. (2014). Efficacy of once-daily extended release quetiapine fumarate in patients with different levels of severity of generalized anxiety disorder. Int. Clin. Psychopharmacol. 29 (5): 252–262.

68. Veale, D., Miles, S., Smallcombe, N. et al. (2014). Atypical antipsychotic augmentation in SSRI treatment refractory obsessive-compulsive disorder: a systematic review and meta-analysis. BMC Psychiatry 14: 317.

69. Chen, J., Gao, K., and Kemp, D.E. (2011). Second-generation antipsychotics in major depressive disorder: update and clinical perspective. Curr. Opin. Psychiatry 24 (1): 10–17.

70. Urs, N.M., Nicholls, P.J., and Caron, M.G. (2014). Integrated approaches to understanding antipsychotic drug action at GPCRs. Curr. Opin. Cell Biol. 27: 56–62.

71. Kumari, P., Ghosh, E., and Shukla, A.K. (2015). Emerging approaches to GPCR ligand screening for drug discovery. Trends Mol. Med. 21 (11): 687–701.

72. Sato, H., Ito, C., Hiraoka, K. et al. (2015). Histamine H1 receptor occupancy by the new-generation antipsychotics olanzapine and quetiapine: a positron emission tomography study in healthy volunteers. Psychopharmacology (Berl) 232 (19): 3497–3505.

73. Li, M.-L., Hu, X.-Q., Li, F., and Gao, W.-J. (2015). Perspectives on the mGluR2/3 agonists as a therapeutic target for schizophrenia: still promising or a dead end? Prog. Neuro-Psychopharmacol. Biol. Psychiatry 60: 66–76.

74. Singer, P., Dubroqua, S., and Yee, B.K. (2015). Inhibition of glycine transporter 1: the yellow brick road to new schizophrenia therapy? Curr. Pharm. Des. 21 (26): 3771–3787.

75. Siskind, D., McCartney, L., Goldschlager, R., and Kisely, S. (2016). Clozapine v. first- and second-generation antipsychotics in treatment-refractory schizophrenia: systematic review and meta-analysis. Br. J. Psychiatry.

76. Lieberman, J.A. (2007). Effectiveness of antipsychotic drugs in patients with chronic schizophrenia: efficacy, safety and cost outcomes of CATIE and other trials. J. Clin. Psychiatry 68 (2): e04.

77. Jones, P.B., Barnes, T.R.E., Davies, L. et al. (2006). Randomized controlled trial of the effect on quality of life of second- vs first-generation antipsychotic drugs in schizophrenia: cost utility of the latest antipsychotic drugs in schizophrenia study (CUtLASS 1). Arch. Gen. Psychiatry 63 (10): 1079–1087.

78. Kahn, R.S., Fleischhacker, W.W., Boter, H. et al. (2008). Effectiveness of antipsychotic drugs in first-episode schizophrenia and schizophreniform disorder: an open randomised clinical trial. Lancet 371 (9618): 1085–1097.

79. Agid, O., Arenovich, T., Sajeev, G. et al. (2011). An algorithm-based approach to first-episode schizophrenia: response rates over 3 prospective antipsychotic trials with a retrospective data analysis. J. Clin. Psychiatry 72 (11): 1439–1444.

80. Attard, A. and Taylor, D.M. (2012). Comparative effectiveness of atypical antipsychotics in schizophrenia: what have real-world trials taught us? CNS Drugs 26 (6): 491–508.

81. Batail, J.-M., Langrée, B., Robert, G. et al. (2014). Use of very-high-dose olanzapine in treatment-resistant schizophrenia. Schizophr. Res. 159 (2–3): 411–414.

82. Carpenter, W.T. and Buchanan, R.W. (2008). Lessons to take home from CATIE. Psychiatr. Serv. 59 (5): 523–525.

83. Meltzer, H.Y. and Massey, B.W. (2011). The role of serotonin receptors in the action of atypical antipsychotic drugs. Curr. Opin. Pharmacol. 11 (1): 59–67.

84. Voicu, V., Medvedovici, A., Ranetti, A.E., and Rădulescu, F.Ş. (2013). Drug-induced hypo- and hyperprolactinemia: mechanisms, clinical and therapeutic consequences. Expert Opin. Drug Metab. Toxicol. 9 (8): 955–968.

85. Citrome, L., Kalsekar, I., Baker, R.A., and Hebden, T. (2014). A review of real-world data on the effects of aripiprazole on weight and metabolic outcomes in adults. Curr. Med. Res. Opin. 30 (8): 1629–1641.

86. Meyer, J.M., Mao, Y., Pikalov, A. et al. (2015). Weight change during long-term treatment with lurasidone: pooled analysis of studies in patients with schizophrenia. Int. Clin. Psychopharmacol. 30 (6): 342–350.

87. Haddad, P.M. and Sharma, S.G. (2007). Adverse effects of atypical antipsychotics: differential risk and clinical implications. CNS Drugs 21 (11): 911–936.

88. Kelly, D.L., Conley, R.R., and Carpenter, W.T. (2005). First-episode schizophrenia: a focus on pharmacological treatment and safety considerations. Drugs 65 (8): 1113–1138.

89. Shayegan, D.K. and Stahl, S.M. (2004). Atypical antipsychotics: matching receptor profile to individual patient's clinical profile. CNS Spectr. 9 (10 Suppl 11): 6–14.

90. Naber, D. and Lambert, M. (2009). The CATIE and CUtLASS studies in schizophrenia: results and implications for clinicians. CNS Drugs 23 (8): 649–659.

91. Friis, S., Melle, I., Johannessen, J.O. et al. (2016). Early predictors of ten-year course in first-episode psychosis. Psychiatr. Serv. 67 (4): 438–443.

92. Souaiby, L., Gaillard, R., and Krebs, M.-O. (2016). Duration of untreated psychosis: a state-of-the-art review and critical analysis. Encephale 42 (4): 361–366.

93. Díaz-Caneja, C.M., Pina-Camacho, L., Rodríguez-Quiroga, A. et al. (2015). Predictors of outcome in early-onset psychosis: a systematic review. NPJ Schizophr. 1: 14005.

94. Alvarez, E., Bobes, J., Gómez, J.-C. et al. (2003). Safety of olanzapine versus conventional antipsychotics in the treatment of patients with acute schizophrenia. A naturalistic study. Eur. Neuropsychopharmacol. 13 (1): 39–48.

95. Cañas, F., Ciudad, A., Gutiérrez, M. et al. (2005). Safety, effectiveness, and patterns of use of olanzapine in acute schizophrenia: a multivariate analysis of a large naturalistic study in the hospital setting. Med. Clin (Barc). 124 (13): 481–486.

96. Tarricone, I., Ferrari Gozzi, B., Serretti, A. et al. (2010). Weight gain in antipsychotic-naive patients: a review and meta-analysis. Psychol. Med. 40 (2): 187–200.

97. Tek, C., Kucukgoncu, S., Guloksuz, S. et al. (2016). Antipsychotic-induced weight gain in first-episode psychosis patients: a meta-analysis of differential effects of antipsychotic medications. Early Interv. Psychiatry 10 (3): 193–202.

98. Rado, J. and von Ammon Cavanaugh, S. (2016). A naturalistic randomized placebo-controlled trial of extended-release metformin to prevent weight gain associated with olanzapine in a US community-dwelling population. J. Clin. Psychopharmacol. 36 (2): 163–168.

99. Larsen, J.R., Vedtofte, L., Jakobsen, M.S.L. et al. (2017). Effect of liraglutide treatment on prediabetes and overweight or obesity in clozapine- or olanzapine-treated patients with schizophrenia spectrum disorder: a randomized clinical trial. JAMA Psychiatry 74 (7): 719–728.

100. Wang, L.-J., Ree, S.-C., Huang, Y.-S. et al. (2013). Adjunctive effects of aripiprazole on metabolic profiles: comparison of patients treated with olanzapine to patients treated with other atypical antipsychotic drugs. Prog. Neuro-Psychopharmacol. Biol. Psychiatry 40: 260–266.

101. Howard, R., Cort, E., Bradley, R. et al. (2018). Antipsychotic treatment of very late-onset schizophrenia-like psychosis (ATLAS): a randomised, controlled, double-blind trial. Lancet Psychiatry 5 (7): 553–563.

102. Samara, M.T., Leucht, C., Leeflang, M.M. et al. (2015). Early improvement as a predictor of later response to antipsychotics in schizophrenia: a diagnostic test review. Am. J. Psychiatry 172 (7): 617–629.

103. Dold, M. and Leucht, S. (2014). Pharmacotherapy of treatment-resistant schizophrenia: a clinical perspective. Evid. Based Ment. Health 17 (2): 33–37.

104. Taylor, D., Paton, C., and Kapur, S. (2015). The Maudsley Prescribing Guidelines in Psychiatry. 12 Rev. ed., 760. Chichester, West Sussex; Hoboken, NJ: Wiley-Blackwell.

105. Bitter, I., Fehér, L., Tényi, T., and Czobor, P. (2015). Treatment adherence and insight in schizophrenia. Psychiatr. Hung. 30 (1): 18–26.

106. Novick, D., Montgomery, W., Treuer, T. et al. (2015). Relationship of insight with medication adherence and the impact on outcomes in patients with schizophrenia and bipolar disorder: results from a 1-year European outpatient observational study. BMC Psychiatry 15: 189.

107. Czobor, P., Van Dorn, R.A., Citrome, L. et al. (2015). Treatment adherence in schizophrenia: a patient-level meta-analysis of combined CATIE and EUFEST studies. Eur. Neuropsychopharmacol. 25 (8): 1158–1166.

108. Drake, R.J., Nordentoft, M., Haddock, G. et al. (2015). Modeling determinants of medication attitudes and poor adherence in early nonaffective psychosis: implications for intervention. Schizophr. Bull. 41 (3): 584–596.

109. Drake, R.J., Dunn, G., Tarrier, N. et al. (2007). Insight as a predictor of the outcome of first-episode nonaffective psychosis in a prospective cohort study in England. J. Clin. Psychiatry 68 (1): 81–86.

110. Perkins, D.O., Johnson, J.L., Hamer, R.M. et al. (2006). Predictors of antipsychotic medication adherence in patients recovering from a first psychotic episode. Schizophr. Res. 83 (1): 53–63.

111. Ascher-Svanum, H., Faries, D.E., Zhu, B. et al. (2006). Medication adherence and long-term functional outcomes in the treatment of schizophrenia in usual care. J. Clin. Psychiatry 67 (3): 453–460.

112. Dunayevich, E., Ascher-Svanum, H., Zhao, F. et al. (2007). Longer time to antipsychotic treatment discontinuation for any cause is associated with better functional outcomes for patients with schizophrenia, schizophreniform disorder, or schizoaffective disorder. J. Clin. Psychiatry 68 (8): 1163–1171.

113. Robinson, D., Woerner, M.G., Alvir, J.M. et al. (1999). Predictors of relapse following response from a first episode of schizophrenia or schizoaffective disorder. Arch. Gen. Psychiatry 56 (3): 241–247.

114. Alvarez-Jimenez, M., Priede, A., Hetrick, S.E. et al. (2012). Risk factors for relapse following treatment for first episode psychosis: a systematic review and meta-analysis of longitudinal studies. Schizophr. Res. 139 (1–3): 116–128.

115. Zipursky, R.B., Menezes, N.M., and Streiner, D.L. (2014). Risk of symptom recurrence with medication discontinuation in first-episode psychosis: a systematic review. Schizophr. Res. 152 (2–3): 408–414.

116. Winton-Brown, T.T., Elanjithara, T., Power, P. et al. (2017). Five-fold increased risk of relapse following breaks in antipsychotic treatment of first episode psychosis. Schizophr. Res. 179: 50–56.

117. Lieberman, J.A., Alvir, J.M., Koreen, A. et al. (1996). Psychobiologic correlates of treatment response in schizophrenia. Neuropsychopharmacology 14 (3 Suppl): 13S–21S.

118. Emsley, R., Chiliza, B., Asmal, L., and Harvey, B.H. (2013). The nature of relapse in schizophrenia. BMC Psychiatry 13: 50.

119. Lally, J. and MacCabe, J.H. (2015). Antipsychotic medication in schizophrenia: a review. Br. Med. Bull. 114 (1): 169–179.

120. Cowen, P.J. (2011). Has psychopharmacology got a future? Br. J. Psychiatry 198 (5): 333–335.

121. Gray, R., Bressington, D., Ivanecka, A. et al. (2016). Is adherence therapy an effective adjunct treatment for patients with schizophrenia spectrum disorders? A systematic review and meta-analysis. BMC Psychiatry 16: 90.

122. Kopelowicz, A., Zarate, R., Wallace, C.J. et al. (2012). The ability of multifamily groups to improve treatment adherence in Mexican Americans with schizophrenia. Arch. Gen. Psychiatry 69 (3): 265–273.

123. Chien, W.T., Mui, J.H.C., Cheung, E.F.C., and Gray, R. (2015). Effects of motivational interviewing-based adherence therapy for schizophrenia spectrum disorders: a randomized controlled trial. Trials 16: 270.

124. von Bormann, S., Robson, D., and Gray, R. (2015). Adherence therapy following acute exacerbation of schizophrenia: a randomised controlled trial in Thailand. Int. J. Soc. Psychiatry 61 (1): 3–9.

125. MacDonald, L., Chapman, S., Syrett, M. et al. (2016). Improving medication adherence in bipolar disorder: a systematic review and meta-analysis of 30 years of intervention trials. J. Affective Disord. 194: 202–221.

126. Moran, K. and Priebe, S. (2016). Better quality of life in patients offered financial incentives for taking anti-psychotic medication: linked to improved adherence or more money? Qual. Life Res. 25 (8): 1897–1902.

127. Predmore, Z.S., Mattke, S., and Horvitz-Lennon, M. (2015). Improving antipsychotic adherence among patients with schizophrenia: savings for states. Psychiatr. Serv. 66 (4): 343–345.

128. Dilokthornsakul, P., Thoopputra, T., Patanaprateep, O. et al. (2016). Effects of medication adherence on hospitalizations and healthcare costs in patients with schizophrenia in Thailand. SAGE Open Med. 4: 2050312116637026.

129. Harrow, M. and Jobe, T.H. (2013). Does long-term treatment of schizophrenia with antipsychotic medications facilitate recovery? Schizophr. Bull. 39 (5): 962–965.

130. Tiihonen, J., Tanskanen, A., and Taipale, H. (2018). 20-year nationwide follow-up study on discontinuation of antipsychotic treatment in first-episode schizophrenia. Am. J. Psychiatry 175 (8): 765–773. appiajp201817091001.

131. Hui, C.L.M., Honer, W.G., Lee, E.H.M. et al. (2018). Long-term effects of discontinuation from antipsychotic maintenance following first-episode schizophrenia and related disorders: a 10 year follow-up of a randomised, double-blind trial. Lancet Psychiatry 5 (5): 432–442.

132. Wunderink, L., Nienhuis, F.J., Sytema, S. et al. (2007). Guided discontinuation versus maintenance treatment in remitted first-episode psychosis: relapse rates and functional outcome. J. Clin. Psychiatry 68 (5): 654–661.

133. Alvarez-Jimenez, M., O'Donoghue, B., Thompson, A. et al. (2016). Beyond clinical remission in first episode psychosis: thoughts on antipsychotic maintenance vs. guided discontinuation in the functional recovery era. CNS Drugs 30 (5): 357–368.

134. Crocq, M.-A. (2015). A history of antipsychotic long-acting injections in the treatment of schizophrenia. Encephale 41 (1): 84–92.

135. Bitter, I., Katona, L., Zámbori, J. et al. (2013). Comparative effectiveness of depot and oral second generation antipsychotic drugs in schizophrenia: a nationwide study in Hungary. Eur. Neuropsychopharmacol. 23 (11): 1383–1390.

136. Novick, D., Haro, J.M., Bertsch, J. et al. (2012). Comparison of treatment discontinuation and hospitalization among nonadherent patients initiating depot or oral typical antipsychotic medications. Int. Clin. Psychopharmacol. 27 (5): 275–282.

137. Breit, S. and Hasler, G. (2016). Advantages and controversies of depot antipsychotics in the treatment of patients with schizophrenia. Nervenarzt 87 (7): 719–723.

138. Tiihonen, J., Haukka, J., Taylor, M. et al. (2011). A nationwide cohort study of oral and depot antipsychotics after first hospitalization for schizophrenia. Am. J. Psychiatry 168 (6): 603–609.

139. Brissos, S., Veguilla, M.R., Taylor, D., and Balanzá-Martinez, V. (2014). The role of long-acting injectable antipsychotics in schizophrenia: a critical appraisal. Ther. Adv. Psychopharmacol. 4 (5): 198–219.

140. Tiihonen, J., Mittendorfer-Rutz, E., Majak, M. et al. (2017). Real-world effectiveness of antipsychotic treatments in a nationwide cohort of 29 823 patients with schizophrenia. JAMA Psychiatry 74 (7): 686–693.

141. Subotnik, K.L., Casaus, L.R., Ventura, J. et al. (2015). Long-acting injectable risperidone for relapse prevention and control of breakthrough symptoms after a recent first episode of schizophrenia. A randomized clinical trial. JAMA Psychiatry 72 (8): 822–829.

142. Patel, M.X., Nikolaou, V., and David, A.S. (2003). Psychiatrists' attitudes to maintenance medication for patients with schizophrenia. Psychol. Med. 33 (1): 83–89.

143. Meyer, J.M. (2013). Understanding depot antipsychotics: an illustrated guide to kinetics. CNS Spectr. 18 (Suppl 1): 58–67; quiz 68.

144. Kapur, S. (1998). A new framework for investigating antipsychotic action in humans: lessons from PET imaging. Mol. Psychiatry 3 (2): 135–140.

145. Gopal, S., Liu, Y., Alphs, L. et al. (2013). Incidence and time course of extrapyramidal symptoms with oral and long-acting injectable paliperidone: a posthoc pooled analysis of seven randomized controlled studies. Neuropsychiatr. Dis. Treat. 9: 1381–1392.

146. Wang, S.-M., Han, C., Lee, S.-J. et al. (2014). Schizophrenia relapse and the clinical usefulness of once-monthly aripiprazole depot injection. Neuropsychiatr. Dis. Treat. 10: 1605–1611.

147. Kane, J., Honigfeld, G., Singer, J., and Meltzer, H. (1988). Clozapine for the treatment-resistant schizophrenic. A double-blind comparison with chlorpromazine. Arch. Gen. Psychiatry 45 (9): 789–796.

148. Meltzer, H.Y. (2013). Update on typical and atypical antipsychotic drugs. Annu. Rev. Med. 64: 393–406.

149. McCutcheon, R., Beck, K., Bloomfield, M.A.P. et al. (2015). Treatment resistant or resistant to treatment? Antipsychotic plasma levels in patients with poorly controlled psychotic symptoms. J. Psychopharmacol (Oxford). 29 (8): 892–897.

150. Meltzer, H.Y., Alphs, L., Green, A.I. et al. (2003). Clozapine treatment for suicidality in schizophrenia: international suicide prevention trial (InterSePT). Arch. Gen. Psychiatry 60 (1): 82–91.

151. Meltzer, H.Y. and Okayli, G. (1995). Reduction of suicidality during clozapine treatment of neuroleptic-resistant schizophrenia: impact on risk-benefit assessment. Am. J. Psychiatry 152 (2): 183–190.

152. Victoroff, J., Coburn, K., Reeve, A. et al. (2014). Pharmacological management of persistent hostility and aggression in persons with schizophrenia spectrum disorders: a systematic review. J. Neuropsychiatry Clin. Neurosci. 26 (4): 283–312.

153. Connolly, B.S. and Lang, A.E. (2014). Pharmacological treatment of Parkinson disease: a review. JAMA 311 (16): 1670–1683.

154. Grover, S., Hazari, N., Kate, N. et al. (2014). Management of tardive syndromes with clozapine: a case series. Asian J. Psychiatry 8: 111–114.

155. Agid, O., Remington, G., Kapur, S. et al. (2007). Early use of clozapine for poorly responding first-episode psychosis. J. Clin. Psychopharmacol. 27 (4): 369–373.

156. O'Brien, A. (2004). Starting clozapine in the community: a UK perspective. CNS Drugs 18 (13): 845–852.

157. Beck, K., McCutcheon, R., Bloomfield, M.A.P. et al. (2014). The practical management of refractory schizophrenia – the Maudsley treatment review and assessment team service approach. Acta Psychiatr. Scand. 130 (6): 427–438.

158. Breslin, N.A. (1992). Treatment of schizophrenia: current practice and future promise. Hosp. Community Psychiatry 43 (9): 877–885.

159. Carpenter, W.T., Conley, R.R., Buchanan, R.W. et al. (1995). Patient response and resource management: another view of clozapine treatment of schizophrenia. Am. J. Psychiatry 152 (6): 827–832.

160. Tiihonen, J., Wahlbeck, K., and Kiviniemi, V. (2009). The efficacy of lamotrigine in clozapine-resistant schizophrenia: a systematic review and meta-analysis. Schizophr. Res. 109 (1–3): 10–14.

161. Zheng, W., Xiang, Y.-T., Xiang, Y.-Q. et al. (2016). Efficacy and safety of adjunctive topiramate for schizophrenia: a meta-analysis of randomized controlled trials. Acta Psychiatr. Scand. 134 (5): 385–398.

162. Taylor, D.M., Smith, L., Gee, S.H., and Nielsen, J. (2012). Augmentation of clozapine with a second antipsychotic – a meta-analysis. Acta Psychiatr. Scand. 125 (1): 15–24.

163. Porcelli, S., Balzarro, B., and Serretti, A. (2012). Clozapine resistance: augmentation strategies. Eur. Neuropsychopharmacol. 22 (3): 165–182.

164. Srisurapanont, M., Suttajit, S., Maneeton, N., and Maneeton, B. (2015). Efficacy and safety of aripiprazole augmentation of clozapine in schizophrenia: a systematic review and meta-analysis of randomized-controlled trials. J. Psychiatr. Res. 62: 38–47.

165. Wang, J., Omori, I.M., Fenton, M., and Soares, B. (2010). Sulpiride augmentation for schizophrenia. Cochrane Database Syst. Rev. 1 (Art. No.: CD008125). doi: https://doi.org/10.1002/14651858.CD008125.pub2.

166. Veerman, S.R.T., Schulte, P.F.J., Smith, J.D., and de Haan, L. (2016). Memantine augmentation in clozapine-refractory schizophrenia: a randomized, double-blind, placebo-controlled crossover study. Psychol. Med. 46 (9): 1909–1921.

167. de Lucena, D., Fernandes, B.S., Berk, M. et al. (2009). Improvement of negative and positive symptoms in treatment-refractory schizophrenia: a double-blind, randomized, placebo-controlled trial with memantine as add-on therapy to clozapine. J. Clin. Psychiatry 70 (10): 1416–1423.

168. Peet, M. and Horrobin, D.F. (2002). E-E Multicentre Study Group. A dose-ranging exploratory study of the effects of ethyl-eicosapentaenoate in patients with persistent schizophrenic symptoms. J. Psychiatr. Res. 36 (1): 7–18.

169. Lally, J., Tully, J., Robertson, D. et al. (2016). Augmentation of clozapine with electroconvulsive therapy in treatment resistant schizophrenia: a systematic review and meta-analysis. Schizophr. Res. 171 (1–3): 215–224.

170. Petrides, G., Malur, C., Braga, R.J. et al. (2015). Electroconvulsive therapy augmentation in clozapine-resistant schizophrenia: a prospective, randomized study. Am. J. Psychiatry 172 (1): 52–58.

171. Hynes, C., Keating, D., McWilliams, S. et al. (2015). Glasgow antipsychotic side-effects scale for clozapine – development and validation of a clozapine-specific side-effects scale. Schizophr. Res. 168 (1–2): 505–513.

172. Legge, S.E., Hamshere, M., Hayes, R.D. et al. (2016). Reasons for discontinuing clozapine: a cohort study of patients commencing treatment. Schizophr. Res. 174 (1–3): 113–119.

173. Hayes, R.D., Downs, J., Chang, C.-K. et al. (2015). The effect of clozapine on premature mortality: an assessment of clinical monitoring and other potential confounders. Schizophr. Bull. 41 (3): 644–655.

174. Lowe, C.M., Grube, R.R.A., and Scates, A.C. (2007). Characterization and clinical management of clozapine-induced fever. Ann. Pharmacother. 41 (10): 1700–1704.

175. Pui-yin Chung, J., Shiu-yin Chong, C., Chung, K. et al. (2008). The incidence and characteristics of clozapine- induced fever in a local psychiatric unit in Hong Kong. Can. J. Psychiatry 53 (12): 857–862.

176. Leung, J.Y.T., Barr, A.M., Procyshyn, R.M. et al. (2012). Cardiovascular side-effects of antipsychotic drugs: the role of the autonomic nervous system. Pharmacol. Ther. 135 (2): 113–122.

177. Lieberman, J.A. (1998). Maximizing clozapine therapy: managing side effects. J. Clin. Psychiatry 59 (Suppl 3): 38–43.

178. Merrill, D.B., Dec, G.W., and Goff, D.C. (2005). Adverse cardiac effects associated with clozapine. J. Clin. Psychopharmacol. 25 (1): 32–41.

179. Stryjer, R., Timinsky, I., Reznik, I. et al. (2009). Beta-adrenergic antagonists for the treatment of clozapine-induced sinus tachycardia: a retrospective study. Clin. Neuropharmacol. 32 (5): 290–292.

180. Lally, J., Brook, J., Dixon, T. et al. (2014). Ivabradine, a novel treatment for clozapine-induced sinus tachycardia: a case series. Ther. Adv. Psychopharmacol. 4 (3): 117–122.

181. Ronaldson, K.J., Fitzgerald, P.B., and McNeil, J.J. (2015). Clozapine-induced myocarditis, a widely overlooked adverse reaction. Acta Psychiatr. Scand. 132 (4): 231–240.

182. Ronaldson, K.J., Fitzgerald, P.B., Taylor, A.J. et al. (2011). A new monitoring protocol for clozapine-induced myocarditis based on an analysis of 75 cases and 94 controls. Aust. N.Z. J. Psychiatry 45 (6): 458–465.

183. Murch, S., Tran, N., Liew, D. et al. (2013). Echocardiographic monitoring for clozapine cardiac toxicity: lessons from real-world experience. Australas Psychiatry 21 (3): 258–261.

184. Alawami, M., Wasywich, C., Cicovic, A., and Kenedi, C. (2014). A systematic review of clozapine induced cardiomyopathy. Int. J. Cardiol. 176 (2): 315–320.

185. Watt, M.L., Rorick-Kehn, L., Shaw, D.B. et al. (2013). The muscarinic acetylcholine receptor agonist BuTAC mediates antipsychotic-like effects via the M4 subtype. Neuropsychopharmacology 38 (13): 2717–2726.

186. Olianas, M.C., Maullu, C., and Onali, P. (1997). Effects of clozapine on rat striatal muscarinic receptors coupled to inhibition of adenylyl cyclase activity and on the human cloned m4 receptor. Br. J. Pharmacol. 122 (3): 401–408.

187. Olianas, M.C., Maullu, C., and Onali, P. (1999). Mixed agonist-antagonist properties of clozapine at different human cloned muscarinic receptor subtypes expressed in Chinese hamster ovary cells. Neuropsychopharmacology 20 (3): 263–270.

188. Abrams, P., Andersson, K.-E., Buccafusco, J.J. et al. (2006). Muscarinic receptors: their distribution and function in body systems, and the implications for treating overactive bladder. Br. J. Pharmacol. 148 (5): 565–578.

189. Davydov, L. and Botts, S.R. (2000). Clozapine-induced hypersalivation. Ann. Pharmacother. 34: 662–665.

190. Kreinin, A., Miodownik, C., Mirkin, V. et al. (2016). Double-blind, randomized, placebo-controlled trial of metoclopramide for hypersalivation associated with clozapine. J. Clin. Psychopharmacol. 36 (3): 200–205.

191. Barnes, T.R.E., Drake, M.J., and Paton, C. (2012). Nocturnal enuresis with antipsychotic medication. Br. J. Psychiatry 200 (1): 7–9.

192. Every-Palmer, S., Inns, S.J., Grant, E., and Ellis, P.M. (2019). Effects of clozapine on the gut: cross-sectional study of delayed gastric emptying and small and large intestinal dysmotility. CNS Drugs 33 (1): 81–91.

193. Shirazi, A., Stubbs, B., Gomez, L. et al. (2016). Prevalence and predictors of clozapine-associated constipation: a systematic review and meta-analysis. Int. J. Mol. Sci. 17 (6).

194. Atkin, K., Kendall, F., Gould, D. et al. (1996). Neutropenia and agranulocytosis in patients receiving clozapine in the UK and Ireland. Br. J. Psychiatry 169 (4): 483–488.

195. Manu, P., Sarvaiya, N., Rogozea, L.M. et al. (2016). Benign ethnic neutropenia and clozapine use: a systematic review of the evidence and treatment recommendations. J. Clin. Psychiatry 77 (7): e909–e916.

196. Meyer, N., Gee, S., Whiskey, E. et al. (2015). Optimizing outcomes in clozapine rechallenge following neutropenia: a cohort analysis. J. Clin. Psychiatry 76 (11): e1410–e1416.

197. Whiskey, E., Olofinjana, O., and Taylor, D. (2011). The importance of the recognition of benign ethnic neutropenia in black patients during treatment with clozapine: case reports and database study. J. Psychopharmacol (Oxford). 25 (6): 842–845.

198. Varma, S., Bishara, D., Besag, F.M.C., and Taylor, D. (2011). Clozapine-related EEG changes and seizures: dose and plasma-level relationships. Ther. Adv. Psychopharmacol. 1 (2): 47–66.

199. Caetano, D. (2014). Use of anticonvulsants as prophylaxis for seizures in patients on clozapine. Australas Psychiatry 22 (1): 78–83.

200. Berk, M., Dodd, S., Callaly, P. et al. (2007). History of illness prior to a diagnosis of bipolar disorder or schizoaffective disorder. J. Affective Disord. 103 (1–3): 181–186.

201. Angst, J., Azorin, J.-M., Bowden, C.L. et al. (2011). Prevalence and characteristics of undiagnosed bipolar disorders in patients with a major depressive episode: the BRIDGE study. Arch. Gen. Psychiatry 68 (8): 791–798.

202. Baastrup, P.C. and Schou, M. (1967). Lithium as a prophylactic agents. Its effect against recurrent depressions and manic-depressive psychosis. Arch. Gen. Psychiatry 16 (2): 162–172.

203. Hunt, G.E., Malhi, G.S., Cleary, M. et al. (2016). Comorbidity of bipolar and substance use disorders in national surveys of general populations, 1990-2015: systematic review and meta-analysis. J. Affective Disord. 206: 321–330.

204. Cassidy, F., Ahearn, E.P., and Carroll, B.J. (2001). Substance abuse in bipolar disorder. Bipolar Disord. 3 (4): 181–188.

205. Salloum, I.M. and Thase, M.E. (2000). Impact of substance abuse on the course and treatment of bipolar disorder. Bipolar Disord. 2 (3 Pt 2): 269–280.

206. Dalton, E.J., Cate-Carter, T.D., Mundo, E. et al. (2003). Suicide risk in bipolar patients: the role of co-morbid substance use disorders. Bipolar Disord. 5 (1): 58–61.

207. Krishnan, K.R.R. (2005). Psychiatric and medical comorbidities of bipolar disorder. Psychosom. Med. 67 (1): 1–8.

208. Bayes, A., Parker, G., and Fletcher, K. (2014). Clinical differentiation of bipolar II disorder from borderline personality disorder. Curr. Opin. Psychiatry 27 (1): 14–20.

209. Paris, J. and Black, D.W. (2015). Borderline personality disorder and bipolar disorder: what is the difference and why does it matter? J. Nerv. Ment. Dis. 203 (1): 3–7.

210. Satzer, D. and Bond, D.J. (2016). Mania secondary to focal brain lesions: implications for understanding the functional neuroanatomy of bipolar disorder. Bipolar Disord. 18 (3): 205–220.

211. Pacchiarotti, I., Bond, D.J., Baldessarini, R.J. et al. (2013). The International Society for Bipolar Disorders (ISBD) task force report on antidepressant use in bipolar disorders. Am. J. Psychiatry 170 (11): 1249–1262.

212. Goodwin, G.M., Haddad, P.M., Ferrier, I.N. et al. (2016). Evidence-based guidelines for treating bipolar disorder: revised third edition recommendations from the British Association for Psychopharmacology. J. Psychopharmacol (Oxford). 30 (6): 495–553.

213. Suppes, T., Baldessarini, R.J., Faedda, G.L., and Tohen, M. (1991). Risk of recurrence following discontinuation of lithium treatment in bipolar disorder. Arch. Gen. Psychiatry 48 (12): 1082–1088.

214. Cipriani, A., Barbui, C., Salanti, G. et al. (2011). Comparative efficacy and acceptability of antimanic drugs in acute mania: a multiple-treatments meta-analysis. Lancet 378 (9799): 1306–1315.

215. Sachs, G., Chengappa, K.N.R., Suppes, T. et al. (2004). Quetiapine with lithium or divalproex for the treatment of bipolar mania: a randomized, double-blind, placebo-controlled study. Bipolar Disord. 6 (3): 213–223.

216. Ketter, T.A. (2008). Monotherapy versus combined treatment with second-generation antipsychotics in bipolar disorder. J. Clin. Psychiatry 69 (Suppl 5): 9–15.

217. Reischies, F.M., Hartikainen, J., and Berghöfer, A.M. (2002). Initial triple therapy of acute mania, adding lithium and valproate to neuroleptics. Pharmacopsychiatry 35 (6): 244–246.

218. Ifteni, P., Correll, C.U., Nielsen, J. et al. (2014). Rapid clozapine titration in treatment-refractory bipolar disorder. J. Affective Disord. 166: 168–172.

219. Calabrese, J.R., Kimmel, S.E., Woyshville, M.J. et al. (1996). Clozapine for treatment-refractory mania. Am. J. Psychiatry 153 (6): 759–764.

220. Li, X.-B., Tang, Y.-L., Wang, C.-Y., and de Leon, J. (2015). Clozapine for treatment-resistant bipolar disorder: a systematic review. Bipolar Disord. 17 (3): 235–247.

221. Riis, M.G. and Videbech, P.B. (2015). Marked effect of ECT in the treatment of mania. Ugeskr. Laeger 177 (20): 2–6.

222. Jauhar, S., McKenna, P.J., and Laws, K.R. (2016). NICE guidance on psychological treatments for bipolar disorder: searching for the evidence. Lancet Psychiatry 3 (4): 386–388. [cited 2016 Mar 6]; Available from: http://linkinghub.elsevier.com/retrieve/pii/S2215036615005453.

223. Young, A.H., Calabrese, J.R., Gustafsson, U. et al. (2013). Quetiapine monotherapy in bipolar II depression: combined data from four large, randomized studies. Int. J. Bipolar Disord. 1: 10.

224. Loebel, A., Cucchiaro, J., Silva, R. et al. (2014). Lurasidone monotherapy in the treatment of bipolar I depression: a randomized, double-blind, placebo-controlled study. Am. J. Psychiatry 171 (2): 160–168.

225. Taylor, D.M., Cornelius, V., Smith, L., and Young, A.H. (2014). Comparative efficacy and acceptability of drug treatments for bipolar depression: a multiple-treatments meta-analysis. Acta Psychiatr. Scand. 130 (6): 452–469.

226. Geddes, J.R., Gardiner, A., Rendell, J. et al. (2016). Comparative evaluation of quetiapine plus lamotrigine combination versus quetiapine monotherapy (and folic acid versus placebo) in bipolar depression (CEQUEL): a 2×2 factorial randomised trial. Lancet Psychiatry 3 (1): 31–39.

227. Geddes, J.R., Calabrese, J.R., and Goodwin, G.M. (2009). Lamotrigine for treatment of bipolar depression: independent meta-analysis and meta-regression of individual patient data from five randomised trials. Br. J. Psychiatry 194 (1): 4–9.

228. Schoeyen, H.K., Kessler, U., Andreassen, O.A. et al. (2015). Treatment-resistant bipolar depression: a randomized controlled trial of electro-convulsive therapy versus algorithm-based pharmacological treatment. Am. J. Psychiatry 172 (1): 41–51.

229. Solomon, D.A., Keitner, G.I., Miller, I.W. et al. (1995). Course of illness and maintenance treatments for patients with bipolar disorder. J. Clin. Psychiatry 56 (1): 5–13.

230. Pallaskorpi, S., Suominen, K., Ketokivi, M. et al. (2015). Five-year outcome of bipolar I and II disorders: findings of the Jorvi bipolar study. Bipolar Disord. 17 (4): 363–374.

231. Perlis, R.H., Ostacher, M.J., Patel, J.K. et al. (2006). Predictors of recurrence in bipolar disorder: primary outcomes from the systematic treatment enhancement program for bipolar disorder (STEP-BD). Am. J. Psychiatry 163 (2): 217–224.

232. Angst, J. and Sellaro, R. (2000). Historical perspectives and natural history of bipolar disorder. Biol. Psychiatry 48 (6): 445–457.

233. Benard, V., Vaiva, G., Masson, M., and Geoffroy, P.A. (2016). Lithium and suicide prevention in bipolar disorder. Encephale 42 (3): 234–241.

234. Young, A.H. (2014). Lithium and suicide. Lancet Psychiatry 1 (6): 483–484.

235. Vieta, E., Günther, O., Locklear, J. et al. (2011). Effectiveness of psychotropic medications in the maintenance phase of bipolar disorder: a meta-analysis of randomized controlled trials. Int. J. Neuropsychopharmacol. 14 (8): 1029–1049.

236. Weisler, R.H., Nolen, W.A., Neijber, A. et al., Trial 144 Study Investigators. (2011). Continuation of quetiapine versus switching to placebo or lithium for maintenance treatment of bipolar I disorder (Trial 144: a randomized controlled study). J. Clin. Psychiatry 72 (11): 1452–1464.

237. Lähteenvuo, M., Tanskanen, A., Taipale, H. et al. (2018). Real-world effectiveness of pharmacologic treatments for the prevention of rehospitalization in a finnish nationwide cohort of patients with bipolar disorder. JAMA Psychiatry 75 (4): 347–355.

238. Altamura, A.C., Mundo, E., Dell'Osso, B. et al. (2008). Quetiapine and classical mood stabilizers in the long-term treatment of bipolar disorder: a 4-year follow-up naturalistic study. J. Affective Disord. 110 (1–2): 135–141.

239. Suppes, T., Vieta, E., Liu, S. et al., Trial 127 Investigators. (2009). Maintenance treatment for patients with bipolar I disorder: results from a north American study of quetiapine in combination with lithium or divalproex (trial 127). Am. J. Psychiatry 166 (4): 476–488.

240. Colom, F., Vieta, E., Sánchez-Moreno, J. et al. (2009). Group psychoeducation for stabilised bipolar disorders: 5-year outcome of a randomised clinical trial. Br. J. Psychiatry 194 (3): 260–265.

241. de Assis da Silva, R., Mograbi, D.C., LAS, S. et al. (2015). Insight across the different mood states of bipolar disorder. Psychiatr. Q. 86 (3): 395–405.

242. Murnane, E.L., Cosley, D., Chang, P. et al. (2016). Self-monitoring practices, attitudes, and needs of individuals with bipolar disorder: implications for the design of technologies to manage mental health. J. Am. Med. Inf. Assoc. 23 (3): 477–484.

243. Nicholas, J., Larsen, M.E., Proudfoot, J., and Christensen, H. (2015). Mobile apps for bipolar disorder: a systematic review of features and content quality. J. Med. Internet Res. 17 (8): e198.

244. Nutt, D.J. (2005). NICE: the National Institute of Clinical Excellence – or eccentricity? Reflections on the Z-drugs as hypnotics. J. Psychopharmacol (Oxford). 19 (2): 125–127.

245. Jones, I., Chandra, P.S., Dazzan, P., and Howard, L.M. (2014). Bipolar disorder, affective psychosis, and schizophrenia in pregnancy and the post-partum period. Lancet 384 (9956): 1789–1799.

246. Di Florio, A., Forty, L., Gordon-Smith, K. et al. (2013). Perinatal episodes across the mood disorder spectrum. JAMA Psychiatry 70 (2): 168–175.

247. Wesseloo, R., Kamperman, A.M., Munk-Olsen, T. et al. (2016). Risk of postpartum relapse in bipolar disorder and postpartum psychosis: a systematic review and meta-analysis. Am. J. Psychiatry 173 (2): 117–127.

248. Viguera, A.C., Whitfield, T., Baldessarini, R.J. et al. (2007). Risk of recurrence in women with bipolar disorder during pregnancy: prospective study of mood stabilizer discontinuation. Am. J. Psychiatry 164 (12): 1817–1824; quiz 1923.

249. Bergink, V., Bouvy, P.F., Vervoort, J.S.P. et al. (2012). Prevention of postpartum psychosis and mania in women at high risk. Am. J. Psychiatry 169 (6): 609–615.

250. McKnight, R.F., Adida, M., Budge, K. et al. (2012). Lithium toxicity profile: a systematic review and meta-analysis. Lancet 379 (9817): 721–728.

251. Cohen, L.S., Friedman, J.M., Jefferson, J.W. et al. (1994). A reevaluation of risk of in utero exposure to lithium. JAMA 271 (2): 146–150.

252. Kapfhammer, H.-P. and Lange, P. (2012). Suicidal and infanticidal risks in puerperal psychosis of an early onset. Neuropsychiatrie 26 (3): 129–138.

253. Vajda, F.J.E., O'Brien, T.J., Lander, C.M. et al. (2014). The teratogenicity of the newer antiepileptic drugs – an update. Acta Neurol. Scand. 130 (4): 234–238.

254. Dolk, H., Wang, H., Loane, M. et al. (2016). Lamotrigine use in pregnancy and risk of orofacial cleft and other congenital anomalies. Neurology 86 (18): 1716–1725.

255. Habermann, F., Fritzsche, J., Fuhlbrück, F. et al. (2013). Atypical antipsychotic drugs and pregnancy outcome: a prospective, cohort study. J. Clin. Psychopharmacol. 33 (4): 453–462.

256. Park, Y., Hernandez-Diaz, S., Bateman, B.T. et al. (2018). Continuation of atypical antipsychotic medication during early pregnancy and the risk of gestational diabetes. Am. J. Psychiatry 175 (6): 564–574.

257. Millan, M.J., Goodwin, G.M., Meyer-Lindenberg, A., and Ove Ögren, S. (2015). Learning from the past and looking to the future: emerging perspectives for improving the treatment of psychiatric disorders. Eur. Neuropsychopharmacol. 25 (5): 599–656.

258. Baldessarini, R.J. (2014). The impact of psychopharmacology on contemporary psychiatry. Can. J. Psychiatry 59 (8): 401–405.

259. Kandel, E.R. (1998). A new intellectual framework for psychiatry. Am. J. Psychiatry 155 (4): 457–469.

260. Stilo, S.A., Di Forti, M., Mondelli, V. et al. (2013). Social disadvantage: cause or consequence of impending psychosis? Schizophr. Bull. 39 (6): 1288–1295.

261. Trotta, A., Murray, R.M., and Fisher, H.L. (2015). The impact of childhood adversity on the persistence of psychotic symptoms: a systematic review and meta-analysis. Psychol. Med. 45 (12): 2481–2498.

262. Evans, M. (2016). The Making Room for Madness in Mental Health: The Psychoanalytic Understanding of Psychotic Communication, 1e, 240. Karnac Books.

263. Amick, H.R., Gartlehner, G., Gaynes, B.N. et al. (2015). Comparative benefits and harms of second generation antidepressants and cognitive behavioral therapies in initial treatment of major depressive disorder: systematic review and meta-analysis. BMJ 351: h6019.

264. Morrison, A.P., French, P., Stewart, S.L.K. et al. (2012). Early detection and intervention evaluation for people at risk of psychosis: multisite randomised controlled trial. BMJ 344: e2233.

265. Davies C, Radua J, Cipriani A, Stahl D, Provenzani U, Mcguire P, et al. (2018. b). Efficacy and acceptability of interventions for attenuated positive psychotic symptoms in individuals at clinical high risk of psychosis: a network meta-analysis. Front Psychiatry. 9:187. 10.3389/fpsyt.2018.00187

266. Davies, C., Cipriani, A., Ioannidis, J.P.A. et al. (2018). Lack of evidence to favor specific preventive interventions in psychosis: a network meta-analysis. World Psychiatry 17 (2): 196–209.

267. Jones, C., Hacker, D., Cormac, I. et al. (2012). Cognitive behaviour therapy versus other psychosocial treatments for schizophrenia. Cochrane Database Syst. Rev. 4 (Art. No.: CD008712). doi: https://doi.org/10.1002/14651858.CD008712.pub2.

268. Lynch, D., Laws, K.R., and McKenna, P.J. (2010). Cognitive behavioural therapy for major psychiatric disorder: does it really work? A meta-analytical review of well-controlled trials. Psychol. Med. 40 (1): 9–24.

269. Jauhar, S., McKenna, P.J., Radua, J. et al. (2014). Cognitive-behavioural therapy for the symptoms of schizophrenia: systematic review and meta-analysis with examination of potential bias. Br. J. Psychiatry 204 (1): 20–29.

270. Turner, D.T., van der Gaag, M., Karyotaki, E., and Cuijpers, P. (2014). Psychological interventions for psychosis: a meta-analysis of comparative outcome studies. Am. J. Psychiatry 171 (5): 523–538.

271. Guo, Z.-H., Li, Z.-J., Ma, Y. et al. (2017). Brief cognitive-behavioural therapy for patients in the community with schizophrenia: randomised controlled trial in Beijing, China. Br. J. Psychiatry 210 (3): 223–229.

272. Bird, V., Premkumar, P., Kendall, T. et al. (2010). Early intervention services, cognitive-behavioural therapy and family intervention in early psychosis: systematic review. Br. J. Psychiatry 197 (5): 350–356.

273. Garety, P.A., Fowler, D.G., Freeman, D. et al. (2008). Cognitive – behavioural therapy and family intervention for relapse prevention and symptom reduction in psychosis: randomised controlled trial. Br. J. Psychiatry 192 (6): 412–423.

274. Meyer, T.D. and Hautzinger, M. (2012). Cognitive behaviour therapy and supportive therapy for bipolar disorders: relapse rates for treatment period and 2-year follow-up. Psychol. Med. 42 (7): 1429–1439.

275. Scott, J., Paykel, E., Morriss, R. et al. (2006). Cognitive-behavioural therapy for severe and recurrent bipolar disorders: randomised controlled trial. Br. J. Psychiatry 188: 313–320.

276. Morrison, A.P., Pyle, M., Gumley, A. et al. (2018). Cognitive behavioural therapy in clozapine-resistant schizophrenia (FOCUS): an assessor-blinded, randomised controlled trial. Lancet Psychiatry 5 (8): 633–643.

277. Soo, S.A., Zhang, Z.W., Khong, S.J. et al. (2018). Randomized controlled trials of psychoeducation modalities in the management of bipolar disorder: a systematic review. J. Clin. Psychiatry 79 (3).

278. Pitschel-Walz, G., Leucht, S., Bäuml, J. et al. (2001). The effect of family interventions on relapse and rehospitalization in schizophrenia – a meta-analysis. Schizophr. Bull. 27 (1): 73–92.

279. Wykes, T., Huddy, V., Cellard, C. et al. (2011). A meta-analysis of cognitive remediation for schizophrenia: methodology and effect sizes. Am. J. Psychiatry 168 (5): 472–485.

280. Leff, J., Williams, G., Huckvale, M.A. et al. (2013). Computer-assisted therapy for medication-resistant auditory hallucinations: proof-of-concept study. Br. J. Psychiatry 202: 428–433.

281. Craig, T.K., Rus-Calafell, M., Ward, T. et al. (2018). AVATAR therapy for auditory verbal hallucinations in people with psychosis: a single-blind, randomised controlled trial. Lancet Psychiatry 5 (1): 31–40.

282. Razzaque, R. and Wood, L. (2015). Open dialogue and its relevance to the NHS: opinions of NHS staff and service users. Community Ment. Health J. 51 (8): 931–938.

283. Bergström, T., Seikkula, J., Alakare, B. et al. (2018). The family-oriented open dialogue approach in the treatment of first-episode psychosis: nineteen-year outcomes. Psychiatry Res. 270: 168–175.

284. Freeman, A.M., Tribe, R.H., Stott, J.C.H., and Pilling, S. (2018). Open dialogue: a review of the evidence. Psychiatr. Serv.; appips201800236.

285. Turkington, D. and Lebert, L. (2017). Psychological treatments for schizophrenia spectrum disorder: what is around the corner? BJPsych Adv. 23 (1): 16–23.

286. Leichsenring, F. and Steinert, C. (2017). Is cognitive behavioral therapy the gold standard for psychotherapy?: the need for plurality in treatment and research. JAMA 318 (14): 1323–1324.

287. Vandenberghe, F., Gholam-Rezaee, M., Saigí-Morgui, N. et al. (2015). Importance of early weight changes to predict long-term weight gain during psychotropic drug treatment. J. Clin. Psychiatry 76 (11): e1417–e1423.

288. Pérez-Iglesias, R., Martínez-García, O., Pardo-Garcia, G. et al. (2014). Course of weight gain and metabolic abnormalities in first treated episode of psychosis: the first year is a critical period for development of cardiovascular risk factors. Int. J. Neuropsychopharmacol. 17 (1): 41–51.

289. Shams, T.A. and Müller, D.J. (2014). Antipsychotic induced weight gain: genetics, epigenetics, and biomarkers reviewed. Curr. Psychiatry Rep. 16 (10): 473.

290. He, M., Deng, C., and Huang, X.-F. (2013). The role of hypothalamic H1 receptor antagonism in antipsychotic-induced weight gain. CNS Drugs 27 (6): 423–434.

291. Alvarez-Jiménez, M., González-Blanch, C., Vázquez-Barquero, J.L. et al. (2006). Attenuation of antipsychotic-induced weight gain with early behavioral intervention in drug-naive first-episode psychosis patients: a randomized controlled trial. J. Clin. Psychiatry 67 (8): 1253–1260.

292. Caemmerer, J., Correll, C.U., and Maayan, L. (2012). Acute and maintenance effects of non-pharmacologic interventions for antipsychotic associated weight gain and metabolic abnormalities: a meta-analytic comparison of randomized controlled trials. Schizophr. Res. 140 (1–3): 159–168.

293. Gaughran, F. and Lally, J. (2013). Non-pharmacological interventions reduce antipsychotic-associated weight gain in outpatients. Evid. Based Ment. Health 16 (1): 18.

294. Weiden, P.J. (2007). Switching antipsychotics as a treatment strategy for antipsychotic-induced weight gain and dyslipidemia. J. Clin. Psychiatry 68 (Suppl 4): 34–39.

295. Fleischhacker, W.W., Heikkinen, M.E., Olié, J.-P. et al. (2010). Effects of adjunctive treatment with aripiprazole on body weight and clinical efficacy in schizophrenia patients treated with clozapine: a randomized, double-blind, placebo-controlled trial. Int. J. Neuropsychopharmacol. 13 (8): 1115–1125.

296. Zheng, W., Li, X.-B., Tang, Y.-L. et al. (2015). Metformin for weight gain and metabolic abnormalities associated with antipsychotic treatment: meta-analysis of randomized placebo-controlled trials. J. Clin. Psychopharmacol. 35 (5): 499–509.

297. Liang, H., Li, H., Hu, Y. et al. (2016). Effects of topiramate for atypical antipsychotic-induced body weight gain and metabolic adversities: a systematic review and meta-analysis. Zhonghua Yi Xue Za Zhi 96 (3): 216–223.

298. Joffe, G., Takala, P., Tchoukhine, E. et al. (2008). Orlistat in clozapine- or olanzapine-treated patients with overweight or obesity: a 16-week randomized, double-blind, placebo-controlled trial. J. Clin. Psychiatry 69 (5): 706–711.

299. Siskind, D., Hahn, M., Correll, C.U. et al. (2019). Glucagon-like peptide-1 receptor agonists for antipsychotic-associated cardio-metabolic risk factors: a systematic review and individual participant data meta-analysis. Diabetes Obes. Metab. 21 (2): 293–302.

300. Singh, S., Chang, H.-Y., Richards, T.M. et al. (2013). Glucagonlike peptide 1-based therapies and risk of hospitalization for acute pancreatitis in type 2 diabetes mellitus: a population-based matched case-control study. JAMA Intern. Med. 173 (7): 534–539.

301. Monami, M., Nreu, B., Scatena, A. et al. (2017). Safety issues with glucagon-like peptide-1 receptor agonists (pancreatitis, pancreatic cancer and cholelithiasis): data from randomized controlled trials. Diabetes Obes. Metab. 19 (9): 1233–1241.

302. Hernandez, A.F., Green, J.B., Janmohamed, S. et al. (2018). Albiglutide and cardiovascular outcomes in patients with type 2 diabetes and cardiovascular disease (harmony outcomes): a double-blind, randomised placebo-controlled trial. Lancet 392 (10157): 1519–1529.

303. Pillinger, T., Beck, K., Gobjila, C. et al. (2017). Impaired glucose homeostasis in first-episode schizophrenia: a systematic review and meta-analysis. JAMA Psychiatry [cited 2017 Jan 16]; Available from: http://jamanetwork.com/journals/jamapsychiatry/fullarticle/2597705.

304. Lopez Vicchi, F., Luque, G.M., Brie, B. et al. (2016). Dopaminergic drugs in type 2 diabetes and glucose homeostasis. Pharmacol. Res. 109: 74–80.

305. Jesus, C., Jesus, I., and Agius, M. (2015). What evidence is there to show which antipsychotics are more diabetogenic than others? Psychiatr. Danub. 27 (Suppl 1): S423–S428.

306. Guenette, M.D., Hahn, M., Cohn, T.A. et al. (2013). Atypical antipsychotics and diabetic ketoacidosis: a review. Psychopharmacology (Berl) 226 (1): 1–12.

307. Lally, J., O' Loughlin, A., Stubbs, B. et al. (2018). Pharmacological management of diabetes in severe mental illness: a comprehensive clinical review of efficacy, safety and tolerability. Expert Rev. Clin. Pharmacol. 11 (4): 411–424.

308. Morrison, P.D. and Murray, R.M. (2009). From real-world events to psychosis: the emerging neuropharmacology of delusions. Schizophr. Bull. 35 (4): 668–674.

309. Goto, Y. and Grace, A.A. (2007). The dopamine system and the pathophysiology of schizophrenia: a basic science perspective. Int. Rev. Neurobiol. 78: 41–68.

310. Mace, S. and Taylor, D. (2015). Reducing the rates of prescribing high-dose antipsychotics and polypharmacy on psychiatric inpatient and intensive care units: results of a 6-year quality improvement programme. Ther. Adv. Psychopharmacol. 5 (1): 4–12.

311. Chang, A. and Fox, S.H. (2016). Psychosis in Parkinson's disease: epidemiology, pathophysiology, and management. Drugs 76 (11): 1093–1118.

312. Stahl, S.M. (2016). Mechanism of action of pimavanserin in Parkinson's disease psychosis: targeting serotonin 5HT2A and 5HT2C receptors. CNS Spectr. 21 (4): 271–275.

313. Cummings, J., Isaacson, S., Mills, R. et al. (2014). Pimavanserin for patients with Parkinson's disease psychosis: a randomised, placebo-controlled phase 3 trial. Lancet 383 (9916): 533–540.

314. Webster, P. (2018). Pimavanserin evaluated by the FDA. Lancet 391 (10132): 1762.

315. Woods, S.W., Morgenstern, H., Saksa, J.R. et al. (2010). Incidence of tardive dyskinesia with atypical versus conventional antipsychotic medications: a prospective cohort study. J. Clin. Psychiatry 71 (4): 463–474.

316. Peluso, M.J., Lewis, S.W., Barnes, T.R.E., and Jones, P.B. (2012). Extrapyramidal motor side-effects of first- and second-generation antipsychotic drugs. Br. J. Psychiatry 200 (5): 387–392.

317. Tamminga, C.A., Thaker, G.K., Moran, M. et al. (1994). Clozapine in tardive dyskinesia: observations from human and animal model studies. J. Clin. Psychiatry 55 (Suppl B): 102–106.

318. Spivak, B., Mester, R., Abesgaus, J. et al. (1997). Clozapine treatment for neuroleptic-induced tardive dyskinesia, parkinsonism, and chronic akathisia in schizophrenic patients. J. Clin. Psychiatry 58 (7): 318–322.

319. Stubbs, B., Gaughran, F., Mitchell, A.J. et al. (2015). Schizophrenia and the risk of fractures: a systematic review and comparative meta-analysis. Gen. Hosp. Psychiatry 37 (2): 126–133.

320. Raghuthaman, G., Venkateswaran, R., and Krishnadas, R. (2015). Adjunctive aripiprazole in risperidone-induced hyperprolactinaemia: double-blind, randomised, placebo-controlled trial. BJPsych Open 1 (2): 172–177.

321. Shim, J.-C., Shin, J.-G.K., Kelly, D.L. et al. (2007). Adjunctive treatment with a dopamine partial agonist, aripiprazole, for antipsychotic-induced hyperprolactinemia: a placebo-controlled trial. Am. J. Psychiatry 164 (9): 1404–1410.

322. Andersson, K.-E. (2011). Mechanisms of penile erection and basis for pharmacological treatment of erectile dysfunction. Pharmacol. Rev. 63 (4): 811–859.

323. Floody, O.R. (2014). Role of acetylcholine in control of sexual behavior of male and female mammals. Pharmacol. Biochem. Behav. 120: 50–56.

324. Olivier, B., Chan, J.S.W., Snoeren, E.M. et al. (2011). Differences in sexual behaviour in male and female rodents: role of serotonin. Curr. Top. Behav. Neurosci. 8: 15–36.

325. Dominguez, J.M. and Hull, E.M. (2005). Dopamine, the medial preoptic area, and male sexual behavior. Physiol. Behav. 86 (3): 356–368.

326. Baggaley, M. (2008). Sexual dysfunction in schizophrenia: focus on recent evidence. Hum. Psychopharmacol. 23 (3): 201–209.

327. Montejo-González, A.L., Llorca, G., Izquierdo, J.A. et al. (1997). SSRI-induced sexual dysfunction: fluoxetine, paroxetine, sertraline, and fluvoxamine in a prospective, multicenter, and descriptive clinical study of 344 patients. J. Sex Marital Ther. 23 (3): 176–194.

328. Nunes, L.V.A., Moreira, H.C., Razzouk, D. et al. (2012). Strategies for the treatment of antipsychotic-induced sexual dysfunction and/or hyperprolactinemia among patients of the schizophrenia spectrum: a review. J. Sex Marital Ther. 38 (3): 281–301.

329. Brown, D.A., Kyle, J.A., and Ferrill, M.J. (2009). Assessing the clinical efficacy of sildenafil for the treatment of female sexual dysfunction. Ann. Pharmacother. 43 (7): 1275–1285.

330. Rast, G. and Guth, B.D. (2014). Solubility assessment and on-line exposure confirmation in a patch-clamp assay for hERG (human ether-a-go-go-related gene) potassium channel inhibition. J. Pharmacol. Toxicol. Methods 70 (2): 182–187.

331. Perry, M.D., Ng, C.-A., Mann, S.A. et al. (2015). Getting to the heart of hERG K(+) channel gating. J. Physiol (Lond). 593 (12): 2575–2585.

332. Vandenberg, J.I., Perry, M.D., Perrin, M.J. et al. (2012). hERG K(+) channels: structure, function, and clinical significance. Physiol. Rev. 92 (3): 1393–1478.

333. Mizusawa, Y., Horie, M., and Wilde, A.A.M. (2014). Genetic and clinical advances in congenital long QT syndrome. Circ. J. 78 (12): 2827–2833.

334. Nielsen, J., Graff, C., Kanters, J.K. et al. (2011). Assessing QT interval prolongation and its associated risks with antipsychotics. CNS Drugs 25 (6): 473–490.

335. Cowan, J.C., Yusoff, K., Moore, M. et al. (1988). Importance of lead selection in QT interval measurement. Am. J. Cardiol. 61 (1): 83–87.

336. Lepeschkin, E. and Surawicz, B. (1952). The measurement of the Q-T interval of the electrocardiogram. Circulation 6 (3): 378–388.

337. Drew, B.J., Ackerman, M.J., Funk, M. et al. (2010). Prevention of torsade de pointes in hospital settings: a scientific statement from the American Heart Association and the American College of Cardiology Foundation. Circulation 121 (8): 1047–1060.

338. Davey, P. (2002). How to correct the QT interval for the effects of heart rate in clinical studies. J. Pharmacol. Toxicol. Methods 48 (1): 3–9.

339. Muzyk, A.J., Rayfield, A., Revollo, J.Y. et al. (2012). Examination of baseline risk factors for QTc interval prolongation in patients prescribed intravenous haloperidol. Drug Saf. 35 (7): 547–553.

340. Stein, L.I. and Test, M.A. (1980). Alternative to mental hospital treatment. I. Conceptual model, treatment program, and clinical evaluation. Arch. Gen. Psychiatry 37 (4): 392–397.

341. Cooper, B. (2010). British psychiatry and its discontents. J. R. Soc. Med. 103 (10): 397–402.

342. Yung, A.R., McGorry, P.D., McFarlane, C.A. et al. (1996). Monitoring and care of young people at incipient risk of psychosis. Schizophr. Bull. 22 (2): 283–303.

343. Fusar-Poli, P., Borgwardt, S., Bechdolf, A. et al. (2013). Psychosis high-risk state: a comprehensive state-of-the-art The review. JAMA Psychiatry 70 (1): 107–120.

344. Fusar-Poli, P., Cappucciati, M., Borgwardt, S. et al. (2016). Heterogeneity of psychosis risk within individuals at clinical high risk: a meta-analytical stratification. JAMA Psychiatry 73 (2): 113–120.

345. Fusar-Poli, P., Nelson, B., Valmaggia, L. et al. (2014). Comorbid depressive and anxiety disorders in 509 individuals with an at-risk mental state: impact on psychopathology and transition to psychosis. Schizophr. Bull. 40 (1): 120–131.

346. Lim, J., Rekhi, G., Rapisarda, A. et al. (2015). Impact of psychiatric comorbidity in individuals at ultra high risk of psychosis – findings from the longitudinal youth at risk study (LYRIKS). Schizophr. Res. 164 (1–3): 8–14.

347. Fusar-Poli, P., Bonoldi, I., Yung, A.R. et al. (2012). Predicting psychosis: meta-analysis of transition outcomes in individuals at high clinical risk. Arch. Gen. Psychiatry 69 (3): 220–229.

348. Hartmann, J.A., Yuen, H.P., McGorry, P.D. et al. (2016). Declining transition rates to psychotic disorder in "ultra-high risk" clients: investigation of a dilution effect. Schizophr. Res. 170 (1): 130–136.

349. van der Gaag, M., Nieman, D.H., Rietdijk, J. et al. (2012). Cognitive behavioral therapy for subjects at ultrahigh risk for developing psychosis: a randomized controlled clinical trial. Schizophr. Bull. 38 (6): 1180–1188.

350. Ising, H.K., Kraan, T.C., Rietdijk, J. et al. (2016). Four-year follow-up of cognitive behavioral therapy in persons at ultra-high risk for developing psychosis: the dutch early detection intervention evaluation (EDIE-NL) trial. Schizophr. Bull. 42 (5): 1243–1252.

351. Hutton, P. and Taylor, P.J. (2014). Cognitive behavioural therapy for psychosis prevention: a systematic review and meta-analysis. Psychol. Med. 44 (3): 449–468.

352. Stafford, M.R., Jackson, H., Mayo-Wilson, E. et al. (2013). Early interventions to prevent psychosis: systematic review and meta-analysis. BMJ 346: f185.

353. de Haan, L., Linszen, D.H., Lenior, M.E. et al. (2003). Duration of untreated psychosis and outcome of schizophrenia: delay in intensive psychosocial treatment versus delay in treatment with antipsychotic medication. Schizophr. Bull. 29 (2): 341–348.

354. Fraguas, D., Del Rey-Mejías, A., Moreno, C. et al. (2014). Duration of untreated psychosis predicts functional and clinical outcome in children and adolescents with first-episode psychosis: a 2-year longitudinal study. Schizophr. Res. 152 (1): 130–138.

355. Lappin, J.M., Morgan, K.D., Morgan, C. et al. (2007). Duration of untreated psychosis and neuropsychological function in first episode psychosis. Schizophr. Res. 95 (1–3): 103–110.

356. Craig, T.K.J., Garety, P., Power, P. et al. (2004). The Lambeth Early Onset (LEO) Team: randomised controlled trial of the effectiveness of specialised care for early psychosis. BMJ 329 (7474): 1067.

357. Craig, T., Fennig, S., Tanenberg-Karant, M., and Bromet, E.J. (1999). Six-month clinical status as a predictor of 24-month clinical outcome in first-admission patients with schizophrenia. Ann. Clin. Psychiatry 11 (4): 197–203.

358. Fusar-Poli, P., Díaz-Caneja, C.M., Patel, R. et al. (2016). Services for people at high risk improve outcomes in patients with first episode psychosis. Acta Psychiatr. Scand. 133 (1): 76–85.

359. McCrone, P., Craig, T.K.J., Power, P., and Garety, P.A. (2010). Cost-effectiveness of an early intervention service for people with psychosis. Br. J. Psychiatry 196 (5): 377–382.

360. Gafoor, R., Nitsch, D., McCrone, P. et al. (2010). Effect of early intervention on 5-year outcome in non-affective psychosis. Br. J. Psychiatry 196 (5): 372–376.

361. Bertelsen, M., Jeppesen, P., Petersen, L. et al. (2008). Five-year follow-up of a randomized multicenter trial of intensive early intervention vs standard treatment for patients with a first episode of psychotic illness: the OPUS trial. Arch. Gen. Psychiatry 65 (7): 762–771.

362. Rhodes, P. and Giles, S.J. (2014). "Risky business": a critical analysis of the role of crisis resolution and home treatment teams. J. Ment. Health 23 (3): 130–134.

363. Lelliott, P. (2006). Acute inpatient psychiatry in England: an old problem and a new priority. Epidemiol. Psichiatr. Soc. 15 (2): 91–94.

364. Tulloch, A.D., Khondoker, M.R., Thornicroft, G., and David, A.S. (2015). Home treatment teams and facilitated discharge from psychiatric hospital. Epidemiol. Psychiatr. Sci. 24 (5): 402–414.

365. Chang, W.C., Chan, G.H.K., Jim, O.T.T. et al. (2015). Optimal duration of an early intervention programme for first-episode psychosis: randomised controlled trial. Br. J. Psychiatry 206 (6): 492–500.

366. Slade, M. (2010). Mental illness and well-being: the central importance of positive psychology and recovery approaches. BMC Health Serv. Res. 10: 26.

367. Gilburt, H., Slade, M., Bird, V. et al. (2013). Promoting recovery-oriented practice in mental health services: a quasi-experimental mixed-methods study. BMC Psychiatry 13: 167.

368. Bellack, A.S. (2006). Scientific and consumer models of recovery in schizophrenia: concordance, contrasts, and implications. Schizophr. Bull. 32 (3): 432–442.

369. Fleischhacker, W.W., Arango, C., Arteel, P. et al. (2014). Schizophrenia – time to commit to policy change. Schizophr. Bull. 40 (Suppl 3): S165–S194.

370. Revier, C.J., Reininghaus, U., Dutta, R. et al. (2015). Ten-year outcomes of first-episode psychoses in the MRC ÆSOP-10 study. J. Nerv. Ment. Dis. 203 (5): 379–386.

371. Savill, M., Banks, C., Khanom, H., and Priebe, S. (2015). Do negative symptoms of schizophrenia change over time? A meta-analysis of longitudinal data. Psychol. Med. 45 (8): 1613–1627.

372. Killaspy, H. and Zis, P. (2013). Predictors of outcomes for users of mental health rehabilitation services: a 5-year retrospective cohort study in inner London, UK. Soc. Psychiatry Psychiatr. Epidemiol. 48 (6): 1005–1012.

373. Ramanuj, P.P., Carvalho, C.F.A., Harland, R. et al. (2015). Acute mental health service use by patients with severe mental illness after discharge to primary care in South London. J. Ment. Health 24 (4): 208–213.

374. Porter, M.E. (2010). What is value in health care? N. Engl. J. Med. 363 (26): 2477–2481.

375. Ray, J.C. and Kusumoto, F. (2016). The transition to value-based care. J. Interv. Card. Electrophysiol. 47 (1): 61–68.

376. Taylor, D.M., Sparshatt, A., O'Hagan, M., and Dzahini, O. (2016). Effect of paliperidone palmitate on hospitalisation in a naturalistic cohort – a four-year mirror image study. Eur. Psychiatry 37: 43–48.

377. McDaniel, R.R. (1997). Strategic leadership: a view from quantum and chaos theories. Health Care Manage. Rev. 22 (1): 21–37.

378. Marshall, D.A., Burgos-Liz, L., IJzerman, M.J. et al. (2015). Applying dynamic simulation modeling methods in health care delivery research-the SIMULATE checklist: report of the ISPOR simulation modeling emerging good practices task force. Value Health 18 (1): 5–16.

379. Sharp, L.F. and Priesmeyer, H.R. (1995). Tutorial: chaos theory – a primer for health care. Qual. Manage. Health Care 3 (4): 71–86.

380. Wise, J. (2014). Policeman tweets about 16 year old kept in cell because of lack of NHS beds. BMJ 349: g7408.

381. Keown, P., Weich, S., Bhui, K.S., and Scott, J. (2011). Association between provision of mental illness beds and rate of involuntary admissions in the NHS in England 1988–2008: ecological study. BMJ 343: d3736.

382. Higgins, J.P. (2002). Nonlinear systems in medicine. Yale J. Biol. Med. 75 (5–6): 247–260.

383. Kuziemsky, C. (2016). Decision-making in healthcare as a complex adaptive system. Healthcare Manage. Forum 29 (1): 4–7.

384. Peirce, J.C. (2000). The paradox of physicians and administrators in health care organizations. Health Care Manage. Rev. 25 (1): 7–28.

385. Bennett, C.C. and Hauser, K. (2013). Artificial intelligence framework for simulating clinical decision-making: a Markov decision process approach. Artif. Intell. Med. 57 (1): 9–19.